多職種のための口腔ケア
―期待される介護―

編集　阪口　英夫
　　　足立三枝子
　　　鈴木　俊夫

財団法人 口腔保健協会

はじめに

　ここ数年，口腔ケアが脚光を浴びるようになってきました．

　なぜ，急速にその広がりを見るようになってきたのかその要因を考えてみますと，医療の質の評価をはじめ，受け手側の意識の変化，医療に対する目など，医療をとりまく環境が大きく変化してきたことがあげられるのではないかと思われます．

　口腔内は介護者など第三者で，よく観察できる部位なので，質の評価もしやすいといえましょう．

　また，臨床現場において，口臭対策や誤嚥性肺炎の予防に向けた取り組みが各地でなされるようになり，その成果が報告されるようになってきました．

　中でも，高齢者の死因の多くを占める誤嚥性肺炎の予防研究が医療分野で積極的に取り組まれるようになってきたことは，より一層口腔ケアが注目を浴びる一因になっています．その他，摂食嚥下障害のリハビリテーションや呼吸器リハビリテーションが行われるようになり，口腔ケアがその第一歩であるところから，不可欠なケアとして位置づけされるようになってきました．

　さらに，口腔機能を改善し咀嚼運動をすることが，脳の血流をよくするという研究報告が出されボケ予防の効果が期待されるようになってきました．これを行うには，歯科治療とともに口腔ケアが不可欠となります．

　このようなさまざまな期待と背景の中で，介護保険制度がそれに拍車をかけることになりました．要介護認定調査に口腔ケア関連の項目が設定され，さらに介護サービス計画作成にかかる課題分析項目に口腔ケアと歯科治療に関する項目が設けられるようになり，全国津々浦々で約200万人ともいわれる要介護者の口腔に目が向けられるようになりました．

　その結果，歯科医療施設に歯科訪問診療や訪問歯科衛生指導の依頼や相談が寄せられることになりました．このことは，歯科関係者にも大きな変革を与えることになりました．さらに，老人保健施設や，特別養護老人ホームに協力歯科医療機関の整備が規定されたことは，入所者にとってQOLの向上を図る上で大きな福音となりました．施設では義歯にまつわるトラブルが絶えず発生し，この対応に歯科関係者の協力を得られないと改善しにくいことも，介護職の方々の口腔ケアへの関心が寄せられる一因となりました．

　ここで，歯科訪問診療の経緯について紹介してみます．昭和60年に入り，在宅寝たきり老人から歯科医療機関へ往診診療の依頼が寄せられるようになり，『高齢化社会』の到来とともにその希望者は次第に増加し，『高齢社会』に踏み込むと，在宅寝たきり老人ばかりでなく，特別養護老人ホームなどの施設や病院からも，要望が多く寄せられるようになってきました．そして『超高齢社会』の到来です．

参考）高齢化社会（65歳以上が人口の7%を越えた社会）
　　　高齢社会（65歳以上の人口が14%を越えた社会・1994年〜）
　　　超高齢社会（65歳以上の人口が20%を越えた社会・2007年推計）

　歯科診療所（施設数62,484）の在宅医療サービスの統計（平成11年9月医療施設調査）を紹介すると，歯科訪問診療の実施件数は 71,495件．訪問歯科指導の実施件数は 36,823件．

　このことから，平成11年の時点で毎月約7万件以上の訪問診療がなされているわけで，平成13年の現在ではさらに多くの訪問診療が実施され，かつ，口腔ケアも相当の頻度で取り組まれているのではないかと推測されます．

　以上述べたように，口腔ケアが取り組まれた背景には，さまざまな要因があるのにもかかわらず，十分に行えないことは，意外に難しいケアであるという証左と思われます．

　前置きが長くなりましたが，そこで本書では，より現場で使いやすく，どのような職種の方にも利用できることを目的として企画・作成しました．

　超高齢社会に向けて読者の皆さんと，改めて口腔ケアをともに取り組み考えていきたいと思います．

　　平成13年10月1日

鈴木俊夫，著者一同

「口腔ケア」関連HP
http：//www.aichi-gakuin.ac.jp/~oralcare
http：//www.asahi-net.or.jp/~vr6t-szk

目　次

はじめに

第1章　介護の中の口腔ケア
- I．総　説 …………………………………………………………………………… 3
- II．各職種からの事例
  - 1．口腔ケアの果たす役割―植物状態の患者の場合― ………………………… 5
  - 2．介護保険と歯科保健活動 …………………………………………………… 14
  - 3．在宅看護における口腔ケア ………………………………………………… 21
  - 4．食は介護の原点，そして，食から口は始まる ……………………………… 28
  - 5．施設内での口腔ケアの実際 ………………………………………………… 33
  - 6．介護者からの事例（歯科衛生士） ………………………………………… 40
- III．口腔ケアを行う場の違い ……………………………………………………… 46

第2章　歯科関係者の係わりの必要性
- I．口腔ケアを怠ると起こる問題 ………………………………………………… 57
- II．専門職の境界 …………………………………………………………………… 66
- III．口腔内をみて気づくこと ……………………………………………………… 75
- IV．口腔ケアプランの作成 ………………………………………………………… 87

第3章　要介護高齢者に起こった事例
- 事例集 …………………………………………………………………………… 101

第4章　口腔ケアの基礎知識
- 口腔ケアの基礎知識 …………………………………………………………… 141

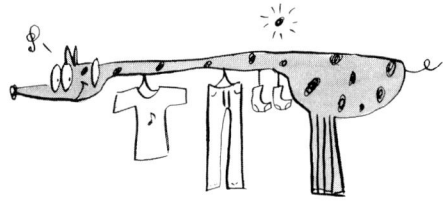

第1章

介護の中の口腔ケア

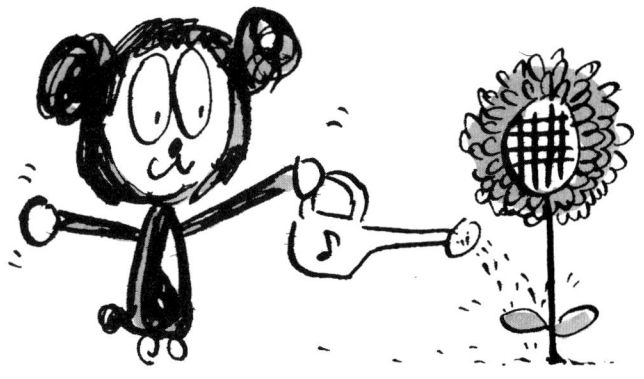

I. 総説　介護の中の口腔ケア

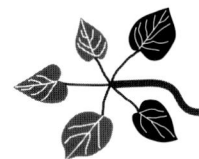

　介護という言葉の語源は，「看護」＋「介助」という2つの言葉であるといわれている．いわゆる造語で，介護という言葉が使われ始めた当時の日本人には「介護」という意識は少なく，医療関係者中心にこの言葉の違和感が大きく唱えられたという．その「介護」も今では一般に定着し，知らない人はいなくなった．

　私がこの老人医療をやり始めたとき，まだ歯科医療界にも「介護」や「口腔ケア」という認識はなく，歯科医師さえ「口腔ケア」という言葉を聞いたことがない人も少なくなかった．本来「口腔ケア」は看護職の間から発生したもので，現場で問題に直面する人たちの間から生まれてきた言葉である．

　「介護」も「口腔ケア」も共に現場の人たちが直面する問題を解決していく中で発生した分野であり，必要性を十分もった事柄であることは間違いない．

1. 口腔ケアの必要性

　一般の人でも口腔ケアの必要性は体感的には感じている．だが，その普及が遅れた原因は歯や口の病気は命にかかわることが少ないということであるようだ．緊急避難的な介護が中心だった時代，口腔ケアはより贅沢なケアという位置づけであった．多くの介護者は「そこまで手がまわらない」という思いであったり，不十分な口腔ケアなのに「十分やっている」という認識であった．

　時代が変遷し緊急避難的な介護からより質の高い介護へと変化してきたとき，口腔ケアがまっ先にクローズアップしてきたことはいうまでもない．命にかかわらなくてもより質の高い生活をおくるためには，口腔ケアは欠かせないケアという位置づけになったのである．その理由としては次のような項目があげられる．

1. 口腔ケアを行うことにより，食事をおいしく食べられるようになり生きることへの前向きな生活を手に入れることができる．
2. 口腔の不潔が原因で起こる疾患の予防をすることから，全身の健康を高めることができる．
3. 口臭をなくすことにより，療養環境や介護環境の快適化がなされる．
4. 食形態の変更を少なくするため，介護負担の軽減に繋がる．
5. 歯科・口腔疾患を予防するため，不必要な通院負担を軽減できる．

　これら口腔ケアがなされることによって得られる効果は，まさに介護が目的としたより質の高い生活と重複しており，口腔ケアはより質の高い生活のために必須のケアであることがいえ

るのである．

2．口腔ケアの動機づけ

　現在のように口腔ケアが普及するきっかけとなったのは，介護対象者への詳細な観察の義務付けであった．それまでは介護対象者の口を開けて，中を観察するということが行われていなかったのである．

　1996年に厚生省から出された「高齢者ケアプラン策定指針」は現在介護保険で用いられるケアプラン作成の基礎となるものであった．この中で対象高齢者の調査項目（アセスメント項目）に口腔の観察が盛り込まれていた．全国の老人病院や老健施設でこの「高齢者ケアプラン策定指針」を使用したところ，口腔ケアの問題をもつ入院・入所患者がなんと半数近くもいることがわかったのである．

　口腔ケアに取り組みたいのだが，口腔に関する専門知識が少ないためなかなか取り組めないという話はよく耳にする．だが，それは観察を怠っている証拠である．口腔ケアを怠った状態は知識のない者でもわかるほど明らかに汚れており，そこから発生する口臭からそばに寄るだけでも判断できるものである．実際に「高齢者ケアプラン策定指針」の調査項目でも，簡単な解説だけで調査項目を記入できるようになっていてそれほどの専門知識を必要としない．

　口腔が汚れ，ひどい口臭がすれば心情として口腔ケアに取り組まざるを得ない．うがいだけでも義歯を洗うことだけでも，取り組み始めれば口腔ケアを始めたことになる．さらに観察を続けることによって，微細な変化をみつけるようになり次第に難しい歯科・口腔疾患を発見できるようになる．口腔の観察は特に職種を限定するものではなく，歯科専門職以外の介護職でも十分できるものであり，さらに研鑽することによってステップアップすることが可能である．

　最初から高いレベルの口腔ケアを提供することは，大変な苦労が必要となる．介護の現場では口腔ケア以外に多くの問題を抱えており，なかなか導入の動機づけができないケースもある．簡単な観察から始める事によって次第に高いレベルの口腔ケアへと導くことが大切なことである．

　口腔ケアに取り組むためには，その必要性を認識しその動機づけとして観察することが大切であると記した．介護の中でより高い口腔ケアが提供されるための基礎となる部分であると筆者は認識している．本書はこの必要性をさらに掘り下げて解説することと同時に，観察をよりステップアップするための症例写真を多く掲載している．多くの要介護高齢者に，より高いレベルの口腔ケアが施行されることの手助けとなることと共に，読者が口腔ケアのステップアップを図るために本書を有効に活用してもらえるよう切に願うものである．

　　　　　　　　　　　　　　　　　（大生信愛病院歯科口腔外科科長　阪口英夫）

II. 各職種からの事例
1. 口腔ケアの果たす役割
―植物状態の患者の場合―

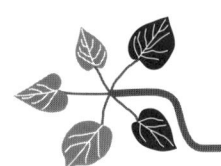

1. はじめに

　脳卒中や頭部外傷などの脳障害の後遺症として数カ月以上にわたって意識障害がみられる場合を遷延性意識障害と呼び，わずかな見当識障害から植物状態まで，さまざまな段階が存在する．「植物状態」または「植物症状態」と呼ばれる病態は，厚生省植物状態患者の疫学研究班での調査により表1のように定義されている．実際には，自力では寝返りを打つこともできないほどの完全な寝たきりで，尿，便は失禁状態であり，経口での栄養摂取が不十分か全くできず，経鼻カテーテルまたは胃瘻からの流動食の投与が行われ，目は開けているが，話はできず，意思の疎通が全く不可能な状態である．定義にもあるように，このような状態が3カ月以上持続している場合にのみ植物状態と呼ばれている．植物状態を引き起こす原因には脳卒中や重症頭部外傷が多いが，重度の痴呆やパーキンソン病などの神経疾患の末期でも同様の状態がみられることがある．しかし，脳卒中や頭部外傷の後遺症として植物状態がみられる場合には慢性期の治療により植物状態からの回復がみられること（図1）があり，3カ月以上の意識障害が持続し植物状態と判定した時点でも，最終的な固定状態になったわけではなく，症状が変化する可能性があり，回復への地道な努力が必要である．

　脳卒中や頭部外傷の後遺症を示す患者には，半身麻痺や言語障害がみられる場合と植物状態のように意識障害を呈する場合が存在するが，その違いはなぜできてくるのであろうか．中脳，橋，延髄が存在する脳幹に対する直接的な障害では意識障害の出現は必発であるが，それ

表 1　植物状態の定義

1. 自力移動（運動ではない）が不能．
2. 発声はできるが，意味のある言葉は話せない．
3. 「目を開けよ」・「手を握れ」・「手を離せ」などの簡単な命令にかろうじて応ずることはあっても，それ以上の意志疎通はできない．
4. 眼球はうつろに開いているが，物を認識することはできない．
5. 自分で摂食ができない．
6. 失禁状態．

以上の状態が3カ月以上経過したもの

（厚生省植物状態患者の疫学研究班（1976））

厚生省の研究班より提出された植物状態の定義を示す．1から6までの状態が3カ月以上持続する場合を植物状態としている．

以外に後遺症として意識障害をひきおこす大きな鍵に頭蓋内圧の上昇がある．脳は頭蓋骨という密閉容器に入った臓器であり，この容器の中には脳脊髄液が入っており，その中に脳が浮かんでいる．これは，柔らかな豆腐をくずさずに運ぶために水の入った容器を使うことと全く同じ理屈である．しかし，この容器の中で出血が起こったり（脳内出血），頭部外傷による脳挫傷や脳梗塞に伴う脳浮腫（脳のはれ）が起こると，密閉容器の中の圧が高まり（頭蓋内圧の上昇），脳全体が圧迫されるようになる．すると，意識を形成するとされる脳幹の働きが低下し，見当ちがいな会話をしたり，いびきをかいて眠ったままになったりする．さらに頭蓋内圧が上昇してくると生命を維持する延髄の働きが低下し，呼吸が停止し，心臓の拍動も停止して死を迎えることとなる．このような場合に脳外科的な処置（開頭術など）や薬物治療で頭蓋内圧の上昇が是正されると，脳幹が直接に損傷されていなければ，意識障害も改善してくる．重症の脳卒中や頭部外傷で，いくつかの治療を組合せても頭蓋内圧が是正できず頭蓋内圧が高くなった状態が継続すると，生命維持のための脳幹の一部分だけが助けられても遷延性意識障害の状態を招いてしまう．これらの患者のうちで，最も重篤なものはもちろん植物状態である．植物状態の患者は生命維持の中枢である延髄が機能しているために，自力呼吸が可能であり，肺炎などの合併症に対する適切な治療を行えば生命維持には問題はない．臨床の現場では，植物状態のままで10年以上も生存している例がしばしばみられる．余談になるが，脳死状態の患者では極度の頭蓋内圧の上昇のために延髄機能も消失してしまい，自力呼吸は不可能となり（人工呼吸器による呼吸援助が必要），心臓に対する調節機能も消失し，いかなる治療を行っても必ず心停止が訪れる．

　食物を自分の歯できちんと噛めると胃腸の働きが活発になり，同時に脳への刺激も増えて老化防止に役立つと8020運動（80歳で20本以上の歯を残す運動）が行われているが，脳卒中や頭部外傷に起因する症状の回復が期待できる遷延性意識障害（特に植物状態）の患者における口腔ケアの果たす役割は，単に口腔内の清潔を維持するだけにとどまらず，脳に対して大きな刺激となる可能性がある．本章では，くも膜下出血を発症した後，約1年間にわたって植物状態を呈していた患者が，口腔ケアのために使用していた歯ブラシをきっかけとして植物状態から回復した事例を呈示し，口腔ケアと意識障害の関係について神経学的な観点から考察を行い，口腔ケアの持っている新たな側面を明らかにしてみたい．

2. 事　例

　65歳の男性，脳動脈瘤破裂によりくも膜下出血を来し，発症翌日に開頭手術（動脈瘤クリッピング術）が行われた．手術前からくも膜下出血に伴う頭蓋内圧上昇のために意識障害がみられ，呼びかけても全く開眼せず，発語や意識的な四肢の運動はみられなかった．術後も同様の意識障害は継続し，自発呼吸が不安定であったために，術後2週間ほどは人工呼吸器が使用され，人工呼吸器使用中に気管切開が行われた．術後2週間目頃の意識状態は，意識的な開

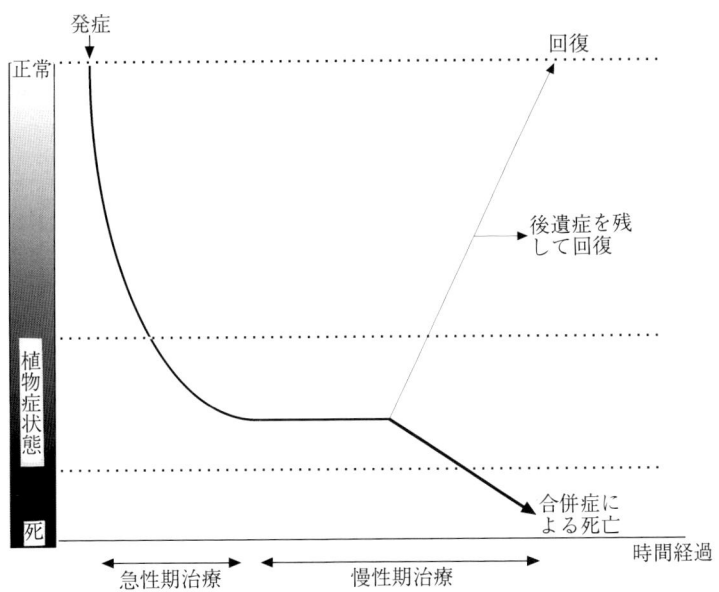

図 1 植物状態の患者の臨床経過
　本文中にもあるように頭部外傷や脳卒中の後遺症としてみられる植物状態は，その状態から脱出できるか（回復），それとも合併症による死に至るかの途中経過と考えられる．合併症を予防，治療しながら，回復へのきっかけを与えるのが慢性期治療であり，看護の領域に大きく依存している．もちろん，口腔ケアはこの慢性期治療の大きな柱の一つである．

眼や四肢の自発運動は全くみられず，痛み刺激でかろうじて開眼する程度であった．

　術後 4 週間目頃には全身状態は落ちつき，自発呼吸も安定し，人工呼吸器も必要なくなったが，意識障害は持続し，四肢の運動はなく，わずかに自発的に開眼する程度であった．術前から膀胱バルンが留置され，便失禁に対してはおむつが使用されていた．術後 2 週間目頃までは点滴による経静脈的な栄養補給のみであったが，人工呼吸器が不必要になる頃からは経鼻カテーテルによる経管栄養が行われるようになり，看護婦による毎日の口腔ケアも行われるようになった．もちろん，手術直後から，体位変換や清拭が行われ，術後 3 週間目からはベッドサイドにて四肢の他動的運動によるリハビリテーションも行われていた．視床下部を刺激するシチコリンの投与を始めとして意識障害を改善するためのさまざまな薬物による治療が行われていたが，植物状態は 10 カ月後も持続していた．

　このような状態で経過していたある日，口腔ケアを行っていた看護婦が歯ブラシを見つめているような患者の視線を感じ，歯ブラシを手に握らせてみた．すると，患者は歯ブラシをわずかながら握るような動作を示した．その日以後，患者に歯ブラシを握らせ，介助の手を添えて口腔ケアを続けたが，約 2 週間後には歯ブラシを握って口元に持ってゆくまでになり（図 2），右上肢の自発的な運動がみられるようになり，さらに積極的なリハビリテーションが行われ

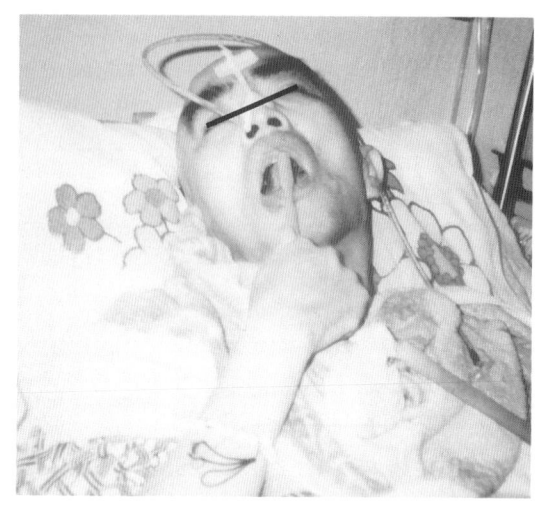

図 2 発症から 11 カ月後頃の患者
　右手で歯ブラシを握り口に当てているが，注入食のための経鼻カテーテルが留置され，気管切開部には酸素投与のためのチューブが延びている．開眼はされているが，何となく眼に力がなく，意識状態が不安定であることが推測される．

表 2 経過表
　事例に紹介した患者の臨床経過を示す．発症後 10 カ月もの期間を植物状態で過ごしながら，歯ブラシがわかるようになってからは 6 カ月程度で退院できている．このような例は非常にまれではあるが，植物状態でも回復の可能性があり，決してあきらめる必要がないことを経過表は雄弁に物語っている．

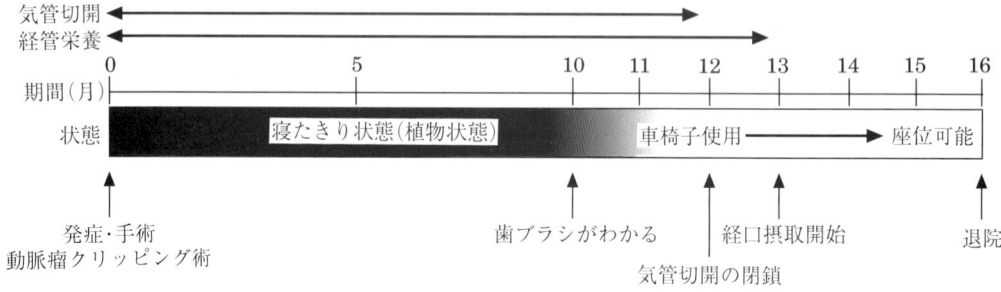

た．経過表（表2）にもあるように，歯ブラシがわかるようになって一カ月後には背もたれの付いた車椅子を使うようになり，同時に気管切開も閉鎖できた．また，3カ月後には経口的な食物の摂取ができるようになり，経鼻カテーテルも抜去できた．もちろん10カ月以上も寝たきりの状態であったために四肢の筋力は廃用萎縮により著しく低下しており，退院までには6カ月以上が必要であり，退院時も下肢の麻痺は残り通院でリハビリが必要であった．しかし，退院後にはこれまでの意識障害が嘘のように自宅でくつろぐまでに回復されていた（図3）．本事例では，歯ブラシに対する反応に看護婦が気付くことが意識回復のきっかけになったが，

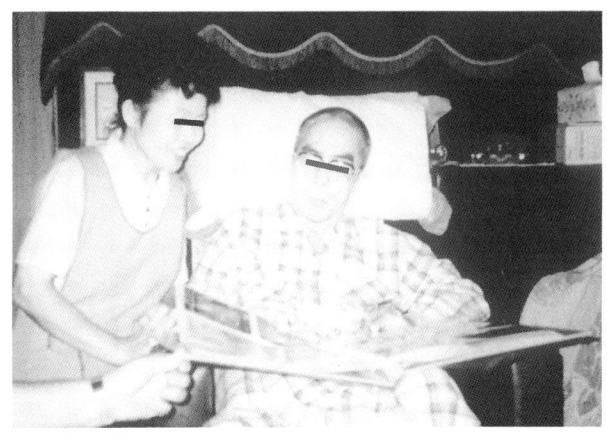

図3　自宅でくつろぐ患者
　退院前の外泊時に自宅で撮影された写真で，アルバムを広げ奥様と話をされている．経鼻カテーテルや気管切開孔は，当然のごとく抜去されており，この姿からは数カ月前に植物状態であったとは全く考えられない．

口腔ケアに使用した歯ブラシの刺激が患者の目を覚ましたとも考えられる．

3. 考　察

　「意識」が脳内のどこで形成されているのか，「意識の座」が脳内に存在するかなどについては現在でも正確にはわかっていない．Moruzzi and Magounたちは動物実験によって上行性網様体賦活系（ascending reticular activating system：以下，網様体とする）と呼ばれる神経系統の存在を確認し，この領域が意識を形成する仮説[1]を提唱し，多くの研究者に受け入れられている．この仮説では下部延髄から橋，中脳に広がる網様体が視床や視床下部，大脳皮質に対して広範な連絡路を有し，これらの複雑なネットワークが総合的に作用して意識を形成をするとしている（図4）．さらに，網様体は中脳から延髄にかけて存在する多くの脳神経の核ともネットワークを形成しており，現在では大脳皮質，脳神経核，網様体が互いに影響を及ぼしながら意識を形成していると考えられている．これらのネットワークの機能が長時間の頭蓋内圧の上昇や直接的な損傷により障害されれば，遷延性意識障害を来たし，障害の程度により軽度の見当識障害から植物症状態までのさまざまな病態がみられる．

　口腔ケアによって，刺激を受ける顔面および口腔内の感覚は主に三叉神経が関係している．三叉神経は延髄から中脳に及ぶ広い範囲に核が存在し，この核の存在部位は図5に示すように網様体の存在部位と大部分が重なっている．その核から3本の神経（三叉神経第1枝，第2枝，第3枝）が出てきて，各々の神経が顔面の特定の部分に広がっている．核が「根」になり，その根から3本の「幹」がのびて，個々の幹の枝が顔面を中心に広がっており，口腔内では第2枝が上顎に，第3枝が舌と下顎に分布している．う歯の痛みや食物の熱い，冷たいなど

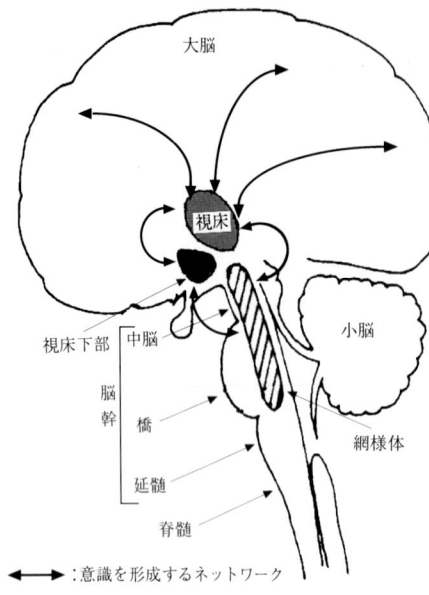

図4 意識を形成するネットワーク
　中枢神経系を横からみた概念図であるが，上行性網様体賦活体（網様体）は延髄上部から橋上部までの広い範囲に存在している．そして，視床，視床下部，大脳半球は互いにネットワークを構成して，中枢神経系全体が網様体と連絡路を作っている．このようにしてわれわれの「意識」は中枢神経系全体で構成されていると考えられる．

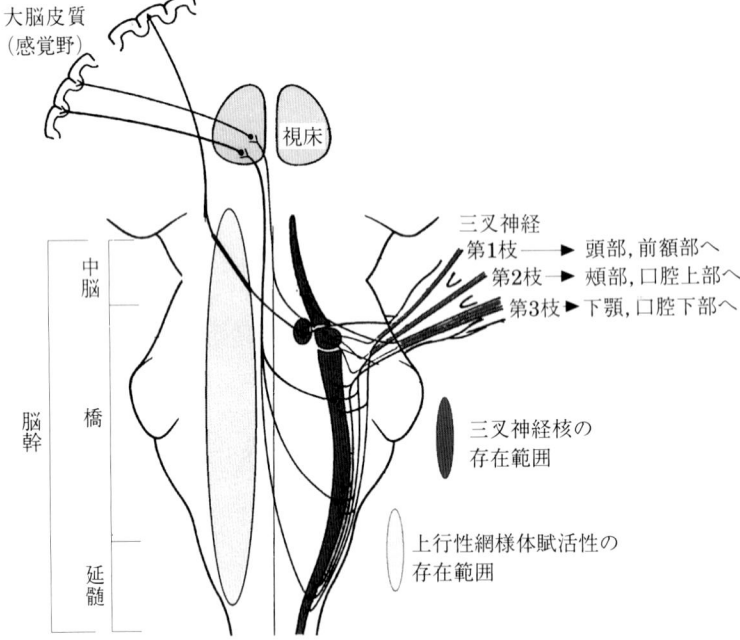

図5 三叉神経の核と網様体の存在範囲
　三叉神経にはいくつかの核が存在するが，これらは橋から延髄に広がる三叉神経脊髄路核と呼ばれる広い範囲に存在し，この核から三本の神経枝（三叉神経第1，2，3枝）がでて，前額部から下顎までの顔面の感覚を大脳皮質（感覚野）に伝えている．図でもわかるように，意識を司る上行性網様体賦活系（網様体）は三叉神経脊髄路核と広い範囲で重なっている．図は橋から延髄にかけての脳幹を背中側からみた状態を示し，右側に三叉神経の核の存在範囲を，左側に網様体の存在範囲を示している．

はこの三叉神経第2, 3枝が脳に感覚を伝え, われわれはそれを感知していることになる. ただし, 味覚は三叉神経ではなく顔面神経が担当している. 三叉神経第1枝は脳を包んでいる硬膜に分布しており, 頭痛を担当している. 脳自体には痛みの感覚は全く存在しておらず, われわれが頭痛として感じているのは硬膜に分布する三叉神経の痛みである. 風邪をひいて喉や鼻に炎症が起こると, 鼻腔の奥の炎症が硬膜に伝わり, その刺激が三叉神経に伝わり頭痛が起こってくる. かき氷を急いで食べると頭が痛くなるが, これは, かき氷の冷たい刺激が口腔内に分布している三叉神経に伝わり, この刺激が硬膜に分布する三叉神経第1枝にも波及して頭痛として感じられることが原因である. 二日酔いでは, 血液中に存在するアルコールの分解産物のアセトアルデヒドが三叉神経を刺激して, あの苦しい頭痛が起こってくる. このように, 三叉神経は知らない間にいろいろの痛みや感覚を伝えてくれているが, 先に述べたように三叉神経の核が存在する範囲は意識を形成するとされる網様体と広い範囲で重なっており (図5), 口腔内のさまざまな刺激が, 三叉神経を通じて網様体の刺激になることが考えられる. 三叉神経を木に例えて説明したが, この木が網様体という畑に根をおろして茂っていると考えるとわかりやすい.

　口腔ケアを行えば三叉神経の第2, 3枝を同時に刺激することになり, その刺激が逆行性に網様体にまで伝わり, 網様体の機能低下があれば機能改善のための刺激として働くことになる. もちろん, 網様体の機能低下がなくてもこの刺激は網様体の活性化, つまり老化の防止に非常に有効であることはいうまでもない. 三叉神経の木のたとえで説明すると, 口腔ケアによって与えられる刺激は三叉神経の木の枝や葉をはらうことに相当する. 実際の木では枝や葉をはらうと幹の力が強まるが三叉神経の木では根をおろしている畑, つまり網様体の活力を高めると考えられる. 網様体の活力が高まれば意識障害の改善が期待できる. 事例の患者が口腔ケアで意識改善を来したと判断したのはこのような理由である. さらに, 8020運動が老化防止に役立つとされる理由に, 口腔ケアによる三叉神経を介した網様体への刺激も大きな役割を果たしていると考えられる.

　脳卒中や頭部外傷の後遺症として, 遷延性意識障害を来した患者の網様体を刺激する目的で脊髄刺激電極治療 (dorsal column electrical stimulation：以下, 脊髄刺激療法とする) が行われるようになってきた. この治療法は延髄近辺の脊髄に電気刺激を与えることで意識改善を図る方法で, 正確な作用機序は不明であるが, その有効性は多くの施設で確認されている. この治療法の原理を簡単に説明すれば, 電気刺激によって網様体という畑の土壌改良を行って, そこに植わっている多くの樹木 (脳神経) の活性を高めると考えられる. 脊髄刺激療法の実際は, 図6に示すように細い電極を脊髄の硬膜上に手術的に埋め込み, 体外から電気刺激をこの電極に伝えることができる. 電気刺激を与えることによって, 脳血流の増加や脳波の改善がみられ, 多くの例で意識障害からの回復が報告されている[2]. この脊髄刺激療法では延髄近辺に対する直接的な電気刺激で網様体を刺激して治療効果がみられるが, 口腔ケアの際に出現して

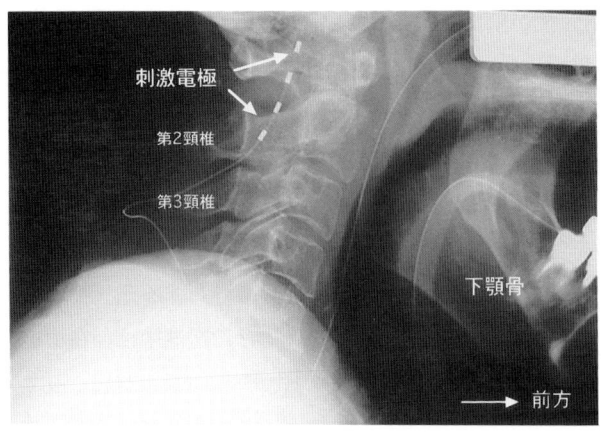

図 6 脊髄刺激電極の X 線写真
　われわれの施設で，交通外傷後に植物状態を呈した患者に対して行った脊髄刺激電極治療の頸部 X 線写真を示す．脊髄の電気刺激のための電極は第 2 頸椎と第 3 頸椎の間から脊髄硬膜上に設置されている．電極の存在する部位は延髄下部から中部に相当し，ここからの電気刺激が硬膜を介して延髄から橋に伝えられる．残念ながら，この患者では十分な意識の回復は得られなかった．

いると考えられる三叉神経を介する網様体に対する刺激も，程度の差はあっても，この脊髄刺激療法と同じ原理である．事例で示した歯ブラシによる口腔内刺激が意識改善に有効であった例も，あながち偶然だけではなく，三叉神経を介する網様体への刺激が脊髄刺激療養と同じように作用したかも知れない．

4．結　論

　歯ブラシによる口腔ケアの刺激をきっかけとして，植物状態から回復した事例を紹介した．本事例の意識回復に重要な役目を果たしたと考えられる三叉神経への口腔ケアによる刺激と意識を形成する網様体との関係について考察した．紹介した事例からは，口腔ケアが単に口腔内の清潔を維持するだけでなく，網様体を刺激する作用を有しており，意識障害の改善や老化の防止に役立つことが推測された．現在，われわれの病棟では割り箸に綿を巻き，それに水を含ませて凍らせ，この冷凍割り箸で口腔ケアを行っている（図 7）．冷凍割り箸を使用することで触覚と冷覚の両方の刺激を三叉神経に伝えて，より良好な刺激を網様体に与えてくれる事を期待している．もちろん脊髄刺激療法でもすべての患者に効果があるわけでなく，口腔ケアによる三叉神経の刺激のみでは効果は不確実であるが，わずかな刺激も日々の積み重ねにより大きな刺激になる可能性がある．脳損傷に起因する遷延性意識障害の患者に対する慢性期の看護は，看護そのものが治療につながっているため，いかなる刺激も意識回復のきっかけになると期待される．慢性期意識障害の患者では，目を見張るような劇的な回復を示すことは決して多

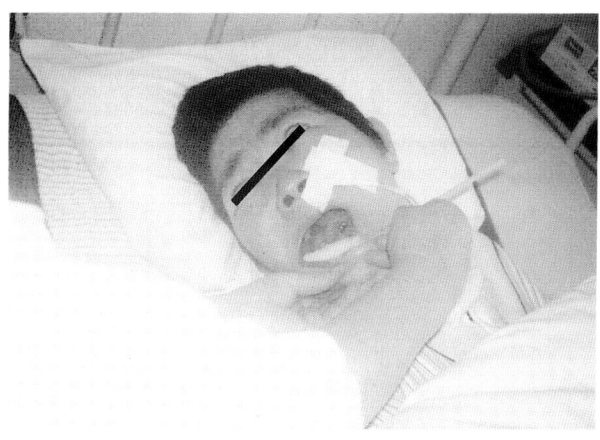

図7 冷凍割り箸による口腔ケア
　植物状態の患者に対する冷凍割り箸による口腔ケアの実際を示している．写真のように上下の歯肉を本文中に紹介した冷凍割り箸でこすり，冷感の刺激と接触の刺激を与えている．患者はくも膜下出血で発症され，他院で加療を受けた後，平成7年に植物状態で当院に入院された．その後，リハビリテーションや薬物療法などを行ってきたが，現在までも同様の状態で経過されている．

くはないが，わずかな患者の変化にも注意を払い，回復の可能性を信じて日々の看護を進めていただきたい．

文　献

1) Moruzzi, G. and Magoun, H. W.：Brain stem reticular formation and activation of the EEG, Electroemcephalogr Clin. Neurophysiol., 1：455〜473, 1949.
2) Kanno, T., Kamei, Y. and Yokoyama, T.：Treating the vegetative state with dorsal column stimulation Proceeding of the 1st, annual meeting of the society for treatment of coma, 1：67〜76, 1992.

（彦根中央病院副院長　山田恭造）

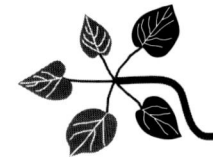

II. 各職種からの事例
2. 介護保険と歯科保健活動

1. はじめに

介護保険制度がスタートし，1年5カ月が経過した．準備期間も少ない中，全国各市町村はトップから介護福祉現場の職員まで一丸となって市民への啓発をはじめ，介護保険事業計画の策定，介護申請，調査訪問，ケアプラン作成，各事業者との協議等膨大な業務をこなしてきた．

そして，当事者である老人，介護者をはじめ行政，ケアマネージャー，サービス事業者が少し落ち着き，現状の問題点をみつめることができつつある現在ではないかと感じている．

□現状の問題点
- ケアマネージャーの役割（課題分析，プラン原案作成，サービス担当者会議，利用者への説明と同意，モニタリング）が給付管理業務や他の業務と兼務のため多忙で十分果たせていない．
- ケアプランが，利用者の状況のアセスメントに基づいたものでなく，利用者の要望のみに基づくプランとなっている．
- ケアプランが介護サービスによるフォーマルなサービスのみの利用で，市町村の一般施策や地域のボランティア活動等インフォーマルなサービスが活用できていない．
- 介護保険制度が複雑で当事者，家族ともに理解できていない．ケアマネージャーも理解に苦慮している．

以上のような問題点がある中，今回は地域で活動している保健婦の立場から介護保険と口腔ケアについて振り返ってみたいと思う．

2. 彦根市の住宅寝たきり老人歯科保健事業について

平成3年度から滋賀県寝たきり老人歯科保健対策モデル事業を実施し，平成6年度から彦根市に在宅寝たきり老人歯科保健推進協議会を設置し本事業を開始した．その結果，彦根市における訪問歯科指導，治療体制は整いつつあるが，その制度を市民が十分に利用しQOLの向上に生かしていくには以下のことがポイントになると考えている．

3. 歯科保健事業は知られているか

介護保険制度が開始される前に彦根市では，介護保険に関連した高齢者等実態調査を平成10年9月に実施した．その結果，高齢者一般（65歳以上）では，本市が実施している在宅寝たきり老人歯科保健事業の認知度は，43.1％で利用意向は41.7％であった．一方，若年者一般（40～64歳）の認知度は14.2％で利用意向は55.5％であった．

このことから，高齢者については，自分の身近な問題として，在宅訪問による歯科指導，応急的歯科治療を捉えていることがうかがえるが，介護者の役割を担うであろう若年者では，その意識が低いように思われる．ただし，利用意向は高いことから，歯科保健サービスがあることを周知すれば利用する人は増えてくると考えられる．

4. 誰が口腔問題に気づくのか

まず当事者である老人が「義歯があわない」，「歯ぐきが痛い」等口腔領域の不都合さを訴えてくれることが基本である．しかし，長年使っている義歯だとガタついていてもそれに慣れてしまっていたり，諦めていたりで本人が訴えないこともよくある．次は介護者の目で，老人の食事の食べ方，話し方，口臭等口腔の様子から歯科の問題に気づいてくれる．しかし，介護者の意識，時間的問題等さまざまな要因で介護者から訴えがない場合も多いのが現状である．そこで，一番ポイントになるのが，老人をサポートする介護支援スタッフではないかと考えている．調査員，ケアマネージャー，訪問看護婦，ホームヘルパー，保健婦等老人を客観的にみられる専門職が老人の全身状態，精神的な面そして口腔内のチェックができれば，地域の歯科保健医療関係者との連携で適切な対応ができる．

5. 関係スタッフへの歯科保健意識の啓発

彦根市で事業を開始した当時は，歯科保健の訪問連絡は保健婦が寝たきり老人を家庭訪問した結果からがほとんどであった．しかし，年々，訪問看護婦やヘルパー，ケースワーカー等関係者からの連絡が増えていった．これには，事業開始後，関係者への研修として訪問看護婦，ヘルパー等関係スタッフを対象に在宅歯科保健についての学習の機会を設けたこと，さらに歯科訪問ケースを経験したことによって歯科的問題をみる視点ができたことが大きいと考えている．今，介護保険事業がスタートし，関係スタッフも新たに増えており，このスタッフを対象とした研修会を改めて開催する必要があると感じている．

6. 在宅寝たきり老人歯科保健事業の流れ

(1) 口腔問題のチェック

保健婦等訪問スタッフが口腔アセスメント票（表1）［滋賀県健康対策課作成「口腔ケアマニュアル」活用］を用いて訪問時に口腔内の問題を把握する．

表 1　口腔アセスメント票

①清掃状態について	1 歯や入れ歯を磨いていない 2 食べかすやよごれが歯や入れ歯に大量についている 3 舌がよごれている 4 口臭がつよい	1 ☐ 2 ☐ 3 ☐ 4 ☐
②口，粘膜の状態について	1 口内炎，口角炎がある（よくできる） 2 歯磨き時に著しい出血がある 3 歯ぐきや粘膜に痛み，腫れ，膿がある 4 食事中に口の中が「かわいている」と感じる	1 ☐ 2 ☐ 3 ☐ 4 ☐
③歯の状態について	1 むし歯がある 2 グラグラした歯がある 3 歯に痛みがある 4 噛むと歯や歯ぐき	1 ☐ 2 ☐ 3 ☐ 4 ☐
④入れ歯について	1 入れ歯をはずさない 2 入れ歯がはずれやすい 3 入れ歯があたって痛い部分がある 4 入れ歯が壊れている 5 入れ歯がないためによく噛めない	1 ☐ 2 ☐ 3 ☐ 4 ☐ 5 ☐
⑤口腔保健行動に関わるADL	1 うがい　　　　（0：自立　1：半介助　2：全介助） 2 歯磨き　　　　（0：自立　1：半介助　2：全介助） 3 入れ歯の着脱　（0：自立　1：半介助　2：全介助） 4 入れ歯の清掃　（0：自立　1：半介助　2：全介助）	1 2 3 4

(2) 歯科衛生士，保健婦の調査訪問

歯科観察票（表2）で歯科衛生士が口腔内を観察し，状況調査書（表3）で保健婦が全身状態を把握する．

(3) 訪問治療

歯科医師の治療

(4) 歯科指導

歯科医師および歯科衛生士による歯科指導

(5) 経過観察

個別評価結果表（表4）で初回訪問時の状況と歯科治療，歯科指導を終了した結果，どうであったか評価する．

今後，介護保険事業の取り組みの中では，口腔問題のチェックは，ケアマネージャー等の視点が重要になってくる．歯科医療関係者との連携で居宅療養管理指導等継続的な指導を実施されることが必要である．

表 2 歯科観察票

(滋賀県寝たきり老人歯科保健対策モデル事業報告書，(H6))

7. 事例紹介（ヘルパーからの連絡による）

患　者：75歳，女性．

病　名：慢性関節リウマチ，車いすにて座位保持可．

家族構成：本人と夫の2人暮らし．

主　訴：義歯の不適合（上顎の支持歯がとれ，下顎がやせてゴソゴソ動く）．

表 3　状況調査書

申請月日	平成　年　月　日	状況調査日	平成　年　月　日	訪問調査依頼日	平成　年　月　日
ふりがな 氏　名	男／女	住　所	彦根市	生年月日	M T S （　）歳　年　月　日
電話番号	－	希望	本人・家族（　　　　　）		
保険の種類	国保・健保・共済	老人医療　有・無		身体障害者手帳　有・無	福祉医療　有・無
家族の状況	氏名　性別　年齢　続柄		氏名　性別　年齢　続柄		氏名　性別　年齢　続柄

口腔の状態

1　主訴　　a　むし歯
　　　　　b　出血
　　　　　c　歯肉の病気
　　　　　d　義歯の不適合
　　　　　e　食べ物がよく咬めない
　　　　　f　歯がぐらぐらする
　　　　　g　熱いものや冷たいものがしみる
　　　　　H　その他（　　　　　　）

　主訴はいつ頃から　　　年　月　日

　現在の状況　a　痛みがある
　　　　　　　b　はれている
　　　　　　　c　出血がある
　　　　　　　d　その他（　　　　）

2　歯科の受診状況
　主治医　　　　　歯科医院（電話番号　　　）
　最近の受診状況　　　　年　月　日
　寝たきり後の歯科受診状況　　有　無

3　歯科治療経験
　異常なし　異常あり　ア　気分が悪くなった
　　　　　　　　　　　イ　貧血をおこした
　　　　　　　　　　　ウ　ショック状態をおこした
　　　　　　　　　　　エ　止血が悪かった
　　　　　　　　　　　オ　薬物アレルギーがでた
　　　　　　　　　　　カ　その他（　　　）

4　口腔機能の状態
　食事形態　自立　部分介助　全介助
　食事内容　普通食　軟食　流動食
　　　　　（　）（　）（　）

5　口腔清掃
　頻度　毎日（いつ　　）時々（週　回）しない
　誰が　本人　介護者（　　　　）
　方法　ハブラシ　その他（　　　）

6　義歯の状況
　使用状況　（毎日　時々［　　］使用しない）
　種類　　　（総義歯　部分床義歯　　　）
　清掃状況　（毎日　時々　清掃しない　）

心身等の状態

1　身体の状況
　身長　　cm　体重　　kg　血圧　　mmhg
　その他（　　　　　　　　　）

2　寝たきりとなった原因疾患名
　　a　脳血管疾患
　　b　心疾患
　　c　高血圧
　　d　その他（　　　　　）

　ア　発病年月日　　　　年　月　日
　イ　寝たきりとなった年月日　　年　月　日
　ウ　寝たきり度
　　　（臥床状況）（　　　　　　　）

3　医療面
　感染症　肝炎　梅毒　結核　（有　無　不明）
　既往歴　（　　　　　　　　　　　　）
　現在の病名・症状（　　　　　　　　）
　内科等の受診状況
　　主治医　　　　　医院（電話番号　　）
　　最近の受診状況　　　　年　月　日
　医師からの指示事項（　　　　　　　）
　服薬状況　無・有（　　　　　　　　）
　皮膚の痒かゆみ　無・有

4　障害の有無
　聴力　　無・有
　言語　　無・有
　視力　　無・有
　痴呆　　無・有
　手指運動　無・有

5　その他

(滋賀県寝たきり老人歯科保健対策モデル事業報告書，(H 6))

表4　個別評価結果表

本人

	No.	
	前 /	後 /

日 常 生 活 ・ 意 識				
身体レベル	1 寝たきり(寝返り不可)	2 寝たきり(寝返り可)	3 座位保持可	4 杖歩行、伝い歩き
トイレ	1 全面介助(おむつ使用)	2 部分介助(ポータブル)	3 自立	
食事	1 経口摂取不可	2 全面介助	3 部分介助	4 自立
歯の手入れの場所	1 しない	2 ベッド上	3 洗面所	
意欲	1 なし	2 あまりない	3 やや有	4 有
感情表現(動作・表情)	1 意識なし　2 なし　3 あまりない　4 やや有　5 有			
歯磨き	1 できない・しない	2 できる(時々する)	3 できる(1日1回)	4 できる(1日2回以上)
義歯着脱	1 できない・しない	2 できる(時々する)	3 できる(1日1回)	4 できる(1日2回以上)
うがい	1 できない・しない	2 口に含む程度	3 ブクブクし吐き出し可	
口腔清掃状態	1 不良	2 やや不良	3 やや良	4 良好
満足度	1 不満足	2 やや不満	3 やや満足	4 満足
口腔への関心	1 関心なし	2 あまり関心なし	3 やや関心あり	4 関心あり
会話意欲	1 なし	2 あまりない	3 やや有	4 有
食欲	1 なし	2 あまりない	3 やや有	4 有
				合計

口 腔 機 能 の 改 善 動 向					
咀嚼機能	1 噛めない	2 何とか噛める	3 だいたい噛める	4 よく噛める	
食事 形態	1 経口摂取不可	2 軟らかいもの(ミキサー食)	3 硬いもの以外(刻み食)	4 普通食(家族と同じもの)	
食事 量	1 減った	2 少し減った	3 変わらない	4 少し増えた	5 増えた
食事 内容	1 減った	2 少し減った	3 変わらない	4 少し増えた	5 増えた
食事 時間	1 45分以上	2 30分~44分	3 15~29分	4 15分未満	
会話機能	1 会話不可	2 聞き取りにくい	3 だいたい聞き取れる	4 聞き取れる	
口臭	1 強く臭う	2 臭う	3 少し臭う	4 臭わない	
				合計	

介護者

歯磨き	1 させない・しない	2 たまにさせる	3 毎日させる(1日1回)	4 自分でできるので介助不要
義歯着脱	1 させない・しない	2 たまにさせる	3 毎日させる(1日1回)	4 自分でできるので介助不要
うがい	1 させない・しない	2 たまにさせる	3 毎日させる(1日1回)	4 自分でできるので介助不要
満足度	1 不満足	2 やや不満	3 やや満足	4 満足
口腔への関心	1 関心なし	2 あまり関心ない	3 やや関心あり	4 関心あり
				合計

処置内容：歯科医師による上顎義歯咬合調整．下顎義歯リベース．

本人の状況：残存歯あり，手指が変形しているため普通の歯ブラシで磨くことは困難．ブラッシングへの意欲あり．

指　導：歯科衛生士が軽めの電動歯ブラシを準備，ブラッシングを試みたところうまく使用できた．歯頸部等磨き残しやすい部位についても鏡で確認しながら実施．

結　果：義歯適合し，今までは軟食中心であったが，歯ごたえのある物が食べられるようになったと満足してもらえた．

経過観察：ヘルパーが週2回訪問していたため，ブラッシング状況を確認依頼．
　　　　　電動歯ブラシでうまく磨けているとの報告あり．

※　本事例は，住宅の段差解消の工夫をしたことで車いすでの外出が可能となり，生活行動範囲も拡大できた．

8．おわりに

　介護保険制度がスタートし，一定のサービス提供はなされているが，当事者が求めるサービス量の確保とともに介護保険サービスの質がこれから問われてくることになる．この中の重要な視点として口腔ケアを位置付けたい．今後，介護保険サービスの1つとして，歯科保健が位置づくためには，ケアマネージャーの視点が大切である．同時に歯科医師をはじめ，歯科衛生士，看護婦，ヘルパー等介護支援関係者の在宅歯科保健への関心がより一層高まっていくことを期待したい．

　さらに口腔ケアという狭い視点ではなく，「食べる」ことの観点から，栄養士・作業療法士等関係者との連携の輪が広がること．そして老人のQOLを高めることがめざす方向だと考える．

（滋賀県彦根市福祉保健部健康管理課　横井豊子）

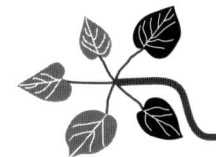

II. 各職種からの事例
3. 在宅看護における口腔ケア

1. はじめに

ヘルスプロモーション活動のひとつである口腔ケアは，口腔の健康を維持，改善することで，要介護者の全身の健康とQOLの向上を図ることを目的としている．在宅療養の支援に関わる訪問看護婦は，要介護者の自立への意欲を引き出し，またセルフケア能力が低下した場合は，要介護者に対して不足する口腔ケアの代償行動や予防行動の支援を行うことが求められている．それは口腔ケアを開始する"きっかけ作り"や，継続するための知識や技術教育，環境改善等が含まれている．しかしながら在宅療養においては，食事や排泄，入浴等の日々優先する介護に比べると，口腔への認識が低い傾向があり，すべての要介護者に対し，適切な口腔ケアを提供できているとはいえない．日常の看護の中にどのように口腔ケアを導入するかは，今後の課題ともなっている．

2. 口腔ケアのプロセス

基本的には，以下のようなプロセスで口腔ケアを実施している．

1) アセスメント

情報収集…対象となる人に関する情報を系統的に収集し，口腔ケア上の問題を判別する．情報源は患者，家族，診療記録，他の医療チーム等で，観察，インタビュー，診査等により情報を得る．

情報の分析…得られた情報の中で，注目すべき大切な情報を選別して，それに関する相互の関係を読みとる．

問題の把握…情報の関連性を解釈分析し，援助を必要としている現象や反応がなぜ生じたのか，原因や誘因を判断する（看護診断）．

2) 計画

アセスメントに基づいて，ケアを実践する計画を立てる．

目標の設定…目標はできるだけ，具体的で客観的に観察可能なレベルで表現し，到達可能な目標を設定する．ゴール（期間）を決める．

優先順位の決定…① 生命に直接影響を及ぼすか，② 本人の主観的苦痛の度合い，③ ケア上の対応が難しいもの，④ 健康回復への影響が大きいものの順位とする．

立案…① 現実的で実際的である，② 安全性および快適性への配慮が十分である，③ 具体的であり，個別性の配慮がされている，④ 他の治療と一致している，⑤ 根拠が明確であること等を考慮しながら計画を立てる．

3) 実施

技術の熟練度や患者との対人関係の良否などにより，ケアの効果が大きく変わってくる．実施に当たっては，安全，安楽，自立を配慮する．

4) 評価

目標が達成されたか否かを判定する．

評価の視点は，① 事実に基づく客観的判定，② 患者の主観的反応に基づく判定，③ 複数の関係者の判断を定期的に実施する．評価により次の目標が明らかにできる．

3. 訪問に至るまでの経過

口腔ケアに関する相談は，「食事量が少ない」「口を清潔にしたい」「口を開かない」「口臭がひどい」「義歯があたって痛みがある」など，さまざまで，口腔の状態や問題も一人ひとりが異なっている．担当看護婦は日々の全身観察の中で口腔問題やニーズをみつけて，解決不可能な場合，筆者に同行訪問ケアの依頼がある．

主な疾患は，脳血管障害，痴呆，パーキンソン等老化に伴う病気に加え，脊椎損傷で寝たきりの人もあり，年代は20～90歳台まで広範囲である．訪問までに口腔の問題に併せ全身状態の概略を聞いておき，当日は療養記録を確認し，経過，プロフィール，社会資源利用状況等の必要情報を確認する．

訪問時は，口腔観察・ケア用品，記録用品等，約20点を小型ケースに入れて持参する(表1)．

4. 口腔ケアの実際

本人や介護者と会話しながら口腔のアセスメントを行う．具体的な口腔ケアは，① 口腔保清(歯磨き，口腔粘膜の清拭等)，② 保清用具の工夫，③ 含嗽法，④ 義歯の手入れと管理方法，⑤ 食事の工夫，⑥ 簡単な摂食・嚥下指導等である．

アセスメントした中から，問題点を整理し，本人や介護者の希望を取り入れて，実施できる

表 1 訪問時携行用品

口腔観察用	ペンライト，デンタルミラー，デンタルピンセット，手鏡 アセスメント用紙，筆記用具
ケア用品	歯ブラシ，歯間ブラシ，デンタルフロス，スポンジブラシ，オブラート，義歯洗浄剤，義歯安定剤
その他	ガーゼ，綿球，イソジン含嗽剤，手指用消毒液，ディスポ手袋，ノート，色画用紙，テッシュペーパー等

ものからプランニングする．決めた内容については，誰でもが理解できるよう，色画用紙に書いてベッドサイドに張っておく．歯科治療の必要性がある場合は，訪問歯科治療の依頼を保健センターや歯科医院にする．

　感染予防のためにディスポーザブル手袋は必ず付け，終了後は使用用具やゴミはポリ袋に入れて持ち帰る．手洗いができない時は，消毒ガーゼで手を拭き感染の伝播を予防する．

　口腔ケアの継続状況確認や評価は，ステーションの看護婦が行う．改善しないケースや新たな問題が起こった場合は，再度訪問する．在宅療養における口腔ケアの定着は，他職種が協力体制を整えることが重要であるが，原則として本人の自立を促しセルフケアが可能な環境を介護者と相談しながら考えていく．利用者が意識障害やADLの低下のためにケアの実施が困難な場合は，介護者やヘルパー，訪問看護婦の支援を求める．

5．事例紹介
1）事例1（図1）

患　者：O．Hさん，86歳，女性．

主病名：パーキンソン病．寝たきり度はC2で車椅子かベッド上で終日過ごす．ADLは全面介助であり，重度の痴呆がある．頸部の緊張が強く，四肢はまっすぐに伸びず起立不能．

家族歴：長男夫婦の3人暮らし．主な介護者は嫁と近所に住む長女である．「食事時間が長くて困っている」ので相談したいと，訪問看護婦を通じて依頼があった．

(1) 口腔アセスメント
- 無歯顎で顎堤は吸収されている．口を動かすと上顎義歯が落ちる．食事時以外も義歯を外すと口をうまく閉じられないため，常に装着している．
- 食事は一部介助で1日3食，好物はバナナ．飲み込みが悪く2時間前後も時間がかかり，本人も介護者も疲れている．途中で食物を口に含んだまま眠ったり，むせて咳込むことがある．

(2) 問題点
　　#1　義歯の不適合．
　　#2　筋力の低下による嚥下障害．

(3) 目標
　　#1　食事時間を短縮する．
　　#2　経口摂取を維持できる．

(4) ケアの実際および経過

　義歯は，オブラートを応急的に貼付して安定を計った．口を開けても落ちなくなったので，使用方法を介護者に指導した（その後義歯安定剤を少量使用）．義歯の調整が必要で，すぐに往診してくれる歯科医院を紹介した．口腔内の清潔維持および誤嚥性肺炎の予防も兼ね，義歯

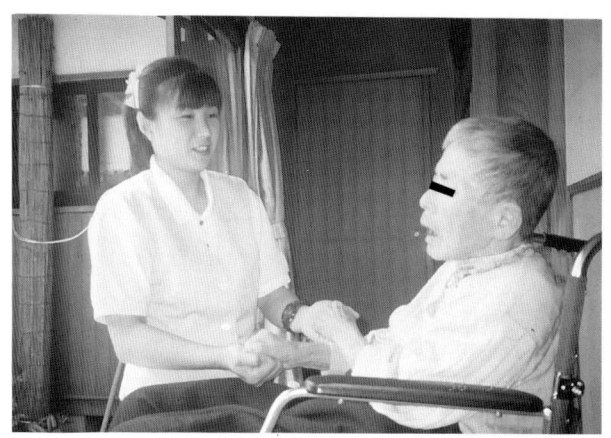

図 1 事例

洗浄剤の使用を勧めた．口腔粘膜は，スポンジブラシに希釈したイソジン液を付けて清拭した．

　咬筋等の筋肉の固縮が進行すると，嚥下障害が進行するのではないかと考え，マッサージを定期的にしてみることにした．まず頬部に手掌を軽く当て，回転させながら口輪筋，顎，首，後頸部へとゆっくり移動させる．これをくり返し5分程度行う．介護者が毎日行い担当看護婦も訪問時にROM訓練と併せて行った．食事は疲労の度合いをみながら，30分位で終了するよう勧めた．一度に出す食事量を減らし，間食を取り入れた．

　その結果，少しずつ仮面様顔貌がやわらかくなり，表情が出てくるようになった．歯科医の往診で義歯を調整してもらい，食事量もわずかに増加しはじめた．デイサービスに月1回行くようになり，生活のリズムもできてきた．6カ月後には体重が3kg増加した．O. Hさんはセルフケアが全く困難な人である．口腔ケアは主として嫁である介護者が，研究心で状態をみながら毎日実施したというところが，回復のポイントである．歯科医師や訪問看護婦はそれを側面から支援するだけであり，家族が「お婆あちゃんに，長生きして欲しい」という気持ちと，介護者が口腔ケアの知識と技術を得たことで行動に結びついた結果である．

2）　事例2（図2）
患　者：K.S氏，67歳，男性．
病　歴：脳血管障害で右片麻痺．10年前に脳血栓となり，小発作や肺炎のために入退院をくり返す．
介護の状況：意識レベル不明，失語症あり，コミュニケーション困難．寝たきり度はC2で1日中ベッドで過ごし，排泄，食事，着替えにおいて介助を要する．食事は胃瘻から注入食で，主治医からの経口摂取許可があるが，摂取していない．

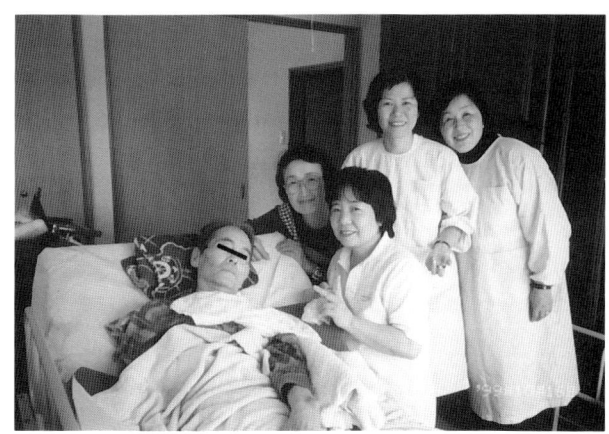

図2 事例2

家族歴：夫婦二人暮らしで，2カ月前に妻は定年退職し，以後夫の介護に専念．

「病院を退院後も発熱が時々あり，口内の汚れが気になる」と訪問看護ステーションから，同行訪問の依頼があった．初日，家では妻とヘルパー二人が待っていた．妻はヘルパーに，「実際の口腔ケアを見学して欲しい」と依頼しており，口腔ケアに対しての期待が伺われた．

(1) 口腔アセスメント
- 歯垢付着著明でう蝕（C_4）4本，上下顎欠損歯8本，残歯は治療済み．口腔粘膜は乾燥状態．舌はマヒがあり，動きが緩慢で舌苔付着あり．
- 口腔機能は開口・閉口は可能．嚥下はゼリーでむせあり経口摂取を中止している．発声は，嫌なときアーアーと発声のみできる．
- 歯磨きは，1週間に2～3回位，車椅子に乗ったとき洗面所で行う．ヘルパーがベッドで歯磨きをしようとすると，口をキュッと閉めてできなかった．

(2) 問題点
　　＃1　口腔ケア不足による誤嚥性肺炎の危険性および口腔の不快感．
　　＃2　嚥下障害．

(3) 介護目標および計画
　　＃1　口腔ケアを定着させ，誤嚥性肺炎の再発を防ぐ．
　　＃2　口腔を清潔にして，気分を爽快にする．
　　＃3　経口摂取を促し，食べる喜びを取り戻す．

(4) ケアの実際および経過

初回訪問は，コミュニケーションをもつことからはじめ，観察とケアを同時進行する．K氏に挨拶すると少し目が動いた．＃1に対し，姿勢はセミファーラー，準備物品は水を入れたコップ2個，スポンジブラシ，イソジン液，タオルとする．最初に口周囲のタッチングとマッ

サージで緊張を取り開口を促す．続いてスポンジブラシで唇を湿潤させると，口が開くようになった．看護婦の言葉かけは反応あり，意識レベルは3-3-9方式でIのようであった．

清拭途中で，「Kさん，気持ちよくなりましたか？」と聞くと，ニコッと笑顔が返ってきた．そばで見守っていた妻は，「うれしい！　お父さんはもう笑わない人かとあきらめていたのに」と涙を流して喜び，がんばって口腔ケアをしたいと意欲をみせた．毎日同じケアが定期的に実施できるように，妻，訪問看護婦，ヘルパー間でケアを分担し，方法は絵に書いて壁に貼った．体温と経過は連絡ノートに記入するよう約束した．発熱は脱水と誤嚥によるものと判断し，水分を1日2回追加注入を開始した（1日水分量約2,000ml）．

#2の嚥下は主治医から経口摂取の許可があり状態確認のため，氷をガーゼに包んで舌上に置いてみる．K氏は舌で唇まで氷を移動させ，「チューチュー」と吸い込む動作を始めた．氷を吸ううちに，表情がおだやかに変化してきた．食物の認識障害や取り込み機能障害はないようであり，舌の運動や飲み込みに問題があり，経口摂取を進めるためにアイスマッサージなどのリハビリが必要であった．水分摂取のために，介護者の妻とヘルパーは，お茶やみそ汁等を凍らせて与えてみよう話し合いが進み，積極的に対応した．

1週間後に，「熱が出なくなったので，口腔ケアが効果があったようだ」「妻が介護に自信が持てたと喜んでいる」と，担当看護婦から連絡があった．2週間後に2回目の訪問すると，口の中は清潔に保たれていた．

体温は，口腔ケアを開始してから平熱が持続し，普段でも笑顔が出るようになった．連絡ノートには，「まだ白いのが出るので，汚れがあるのだろう」と書かれてあり，熱心さがみられた．「毎日口腔ケアをするのが楽しみになった」そうである．さらに汚れを落とすために，ブリッジ周辺に歯間ブラシを併用した．

筆者の訪問2回目から，ベッド端座位のリハビリを取り入れた．意識レベルを高めるためのものであるが，経口摂取していくためには意識レベルの向上と姿勢を保持することが必要と考えたためである．訪問3回目，おむつ外しの試み．目的は，おむつを外すことにより人間としての尊厳を取り戻す，尿量を計測して水分出納をコントロールし脱水予防する，排尿パターンを把握し尿意を伝達する，紙おむつを廃止し経済的負担を軽減することである．妻はおむつ外しの理由を説明すると，積極的に同意した．患者も説明すると，ニコリと笑い返した．

その後妻からハガキが届き，「尿が取れて感激しました．これからも二人でがんばります」と記されていた．ケアのポイントは，介護者とヘルパーが日常的に簡便にできるケア方法を採用し，その技術を提供したことが口腔ケア行動につながった．また，これから夫の介護に専念したいという妻の気持ちに，訪問看護婦が寄り添い励ましたことも大きいと思われる．

参考文献

1) メアリー・A・マテソン：看護診断にもとづく老人看護学1，医学書院，東京，1992.
2) J. グリス, S. ボイル，福田廣志，豊島義博監訳：口腔ケアガイド 高齢者・障害者のケアのために，エイコー，東京，1997.
3) 迫田綾子：寝たきり者の口腔ケア，老人ケア研究，11，全国老人ケア研究会，東京，1999.
4) 迫田綾子：要介護者の口腔ケア，看護技術，46, 1，メヂカルフレンド社，東京，2000.

（日本赤十字広島看護大学　迫田綾子）

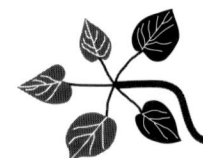

II. 各職種からの事例
4. 食は介護の原点，そして，食は口から始まる

1. はじめに

　伊万里市は佐賀県の西部に位置し，人口約 60,000 人．フルーツと焼き物の里として有名で，最近では伊万里牛も地名度を上げている．なかでも，古伊万里（焼き物）は，地名「伊万里」というブランドを世界的なものにしており，故郷の誇りである．

　さて，当市の高齢化率はというと 21％で，約 12,000 人の高齢者がいる．そのうち，一人暮らし高齢者の数は，約 1,200 人で高齢者人口の 1 割に当たる．私個人の長年の調査データから，この一人暮らし高齢者の約 2 倍が何らかの援助を要する方たちで，つまり，2,400 人の方たちは，寝たきりや虚弱の方がいるものと考えている．

　実際，4 月からスタートした介護保険では，8 月までに約 1,900 人強の要介護認定の申請をしており，私の予想は大方当たっているようである．

　さて，標題について事例を交えながら，私自身の考察を述べさせていただき，口腔ケアについて一人でも多く大切さを理解してもらえたらと思う．

　付け加えておきたいが，伊万里市では平成 6 年から保健センターが窓口となり，寝たきり高齢者の訪問歯科診療を県内トップを切って始めた．さらに，平成 8 年からは身体障害者へのサービスも開始した．

　このシステムは県内外の評価を高く受け，口腔ケアの大切さをアピールするとともに，食生活の改善に大きく貢献したと思うが，何よりも，自宅で歯の治療やケアができた利用者が，いちばん満足しているに違いない．

　保健センターという行政機関をこのシステムにうまく位置付けたことで，歯科医と主治医との連携をスムーズにし，また住民の口腔の諸問題のニーズの発見と安心感を与え，さらに関係機関や歯科医自身の意識改革に大きな役割を果たしたといえる．

2. 事例の紹介と考察

1）事例 1

(1)「もう一度，死ぬ前にそばを食べたい」

　肝硬変でターミナル（終末）の 78 歳の男性．病状が安定せず入退院のくり返しが続く．体はやせ細り食欲もほとんどない状態だが，本人の強い希望で可能な限り在宅での生活を送るこ

ととなる．しかし，自宅でもほとんどといっていいほど食事がとれない．自分が末期ガンだということも知っている．

そんなある日，訪問看護に来たM看護婦に「もう一度，死ぬ前にそばを食べたい」と話した．すでに入れ歯が合わなくなったため，装着しないまま食事をとる日々が続いていた．看護婦は「そばを食べさせたい」という一心でU歯科医院に連絡．診察が終わる時間に，先生を玄関先で待ち連れ出し訪問，早々に義歯の作製と調整をした．数日後，一口ではあるがそばを食べ，1カ月後に永眠された．

(2) 考察

本人の感想は聞いていないが，おそらくおいしかったに違いない．味がどうのこうのというよりも「食べられたこと，願いがかなったこと」の満足感からくる精神的なおいしさだったのではなかったろうか．

「ただ，そばを食べさせたい」一心で，看護婦は歯科医師を動かした．なんと行動力があり，利用者の心の痛みが分かる本来の看護婦の姿ではないだろうか．

また，歯科の治療に当たった医師は，この事例を通じて「ターミナルケアの人にも歯科のかかわりは必要なんだと思った．ターミナルの人だからこそ歯科がかかわらなければならないことが多いんだ．」と訴えるようになった．

以後私も，ターミナルの人だからこそ，口の中をよく観察するようにするようにしている．

2) 事例2
(1) 「元気になったお陰で，かえって手がかかるようになった」

1週間前より，食欲がなくなり寝たきりの状態となった95歳の女性．入浴介護の相談があり訪問したが，寝返りも困難な状態で褥瘡が発生し，とても入浴できる状況ではなかった．

インテーク面接後，アセスメントを実施しケアプラン（表1）を作成した．

食欲改善のために訪問歯科診療が介入を始め，義歯の調整や作製の傍ら口腔内の清拭について，関係機関の協力や家族への指導を行った．1カ月後には，食事が自分でとれるようになり，這って移動をするまでに回復．しかし，重度の痴呆症のため介護者が留守をする時は，カギを掛けなければならないほど元気になった．

しかし，寒い冬を越せず，11月始めに肺炎のため自宅で永眠された．

(2) 考察

褥瘡の改善を図る場合，多職種の専門機関がかかわりを持つことが多い．このケースも例外ではなく，保健（訪問歯科診療の窓口）・医療・福祉が，一つの目標に向かって協働しながら支援した．なかでも，訪問歯科診療における口腔ケアは，2週間目には義歯が作製され，口腔内の汚れも改善．この頃より口から食事が入るようになり，何と約1カ月後には，這って室内移動ができるまでに元気になった．そこで注目してもらいたいのは，歯科医師の機関だけではな

表 1

解決しなければならない問題（ニーズ）	望ましい結果（期間）	援助内容	サービス種別	サービス機関	回数	承諾
寝返り困難な状態で褥瘡が発生している.	褥瘡の改善.（3ヵ月間）	悪化防止のための処置，付体力減退を防ぐための代替栄養剤（ドリンク）の補給.	居宅療養管理指導	H医院	週1	あり
			訪問看護	訪問看護ステーション「A」	週3	あり
おむつ使用で排泄介護や身体の保潔が十分にできない.		身体の清潔を図るための清拭介護等.	訪問介護	Tホームヘルパー	週2	あり
		体圧分散のためのエアーパット設置.	福祉用具貸与	W業者		あり
口腔内の汚れがひどく，入れ歯が合っていない．また，食欲がない．		食欲改善のため義歯の調整，または作成．口腔清拭．	歯科医居宅療養管理指導	U歯科医院	週1	あり
			訪問歯科衛生		週2	あり
紙おむつによる排泄介護のため経済的負担を増している.	経済的負担軽減を図る．（6ヵ月間）	紙おむつの支給．	寝たきり高齢者紙おむつ支給事業	福祉事務所	2枚／日	あり
寝たままの食事のため誤嚥しやすい．	誤嚥を防ぐ．（6ヵ月間）	座位確保のためのベッド設置．	福祉用具貸与	W業者		あり

く，訪問看護や訪問介護も家族も一緒に協力して口腔ケアを行ったことが，最大の結果を生み出したということだ．

歯科だけが口腔ケアを行うのではなく，かかわりを持つ人々が同じ価値観で援助して行くことがいかに大切なこと分かってもらいたい．

家族の方が「元気になったお陰で，かえって手がかかるようになった」といった言葉が印象的で，喜んでいいのか悲しんでいいのか悩んだが，介護者が見せてくれた孫と一緒に取った写真の"笑顔"が忘れられない．孫と本人の間には，『おくんち』（お供日）で買って来た「ひよこ」が仲良く写っていた．

3） 事例3
(1)「握り寿司が食べたい」「若くなったね！ おじいちゃん」

胃ガン（全摘）で肝臓にも転移しているターミナルの75歳の男性．腰痛がひどく歩行もできない．食欲がなく食事もほとんどとれないため，2日毎に中心静脈の点滴に通院している．

そんなある日，介護者の妻へ「寿司が食べたい」と訴えたことを，訪問看護が訪問した際，

雑談の中でそのことを聞いた．入れ歯がすでに合わなくなっていることをアセスメントし，願いをかなえるために，また少しでも食べられるようになってもらいたいという気持ちで，保健センターへ連絡を取った．保健婦からの紹介で歯科診療が始まり，入れ歯が入った．夕食に握り寿司が出され，「美味しそうに3個食べました．」と便りが届いた．入れ歯が入ったその日，帰って来た孫が「若くなったね！　おじいちゃん」と声をかけた．

(2) 考察

歯は物を嚙むためにある．しかし，嚙むため以外にもいろんな効果があることを教えてくれた．食べたかった寿司が食べられたことの喜びと，孫の「若くなったね！」の言葉に笑顔（にやけ）た顔が想像できる．

そう，歯は嚙むためだけではなく，外見や発語（コミュニケーションの手段）のためにも必要なのだ．さらに付け加えるなら，嚙むことで脳の活性化を促進し，ボケ防止にもなっているとの報告もある．

4) 事例4

(1) 「食べる時だけなぜ入れ歯を外すの？」

86歳の女性．普段は入れ歯をしているが，食べる時は外して食事をとる．ケアマネージャーが訪問した際，そのことを聞き「食べる時だけなぜ入れ歯を外すんですか？」「入れ歯の調整のために訪問してもらいましょうか？」と話しても「何回やってもらっても，『歯茎がやせていてこれ以上はできない』といわれたので結構です．」と断られた．

(2) 考察

事例3同様，歯は嚙むためだけではなく，外見や発語（コミュニケーションの手段）のためにも必要だといえる．長年，歯茎で食べ続けていると歯茎が歯の役割をし，私たちが考えているほど物を嚙むことに関しては困っていない人も少なくない．

この方の場合，入れ歯は洋服や宝石，化粧のように，おしゃれのための装飾品の一つかもしれない．入れ歯には，いろんな役割があることを教えてくれた．

「歯があると，10歳は若く見えますよ」といって，入れ歯を作ることを進めています．

3. おわりに

事例を通して，「食は介護の原点．そして，食は口から始まる．」こと，口腔ケアの大切さが少しでも理解してもらえたら幸いである．

しかし，利用者に理解してもらえなかったり，義歯作製しても上手くいかない場合もあることも理解してもらいたい．

アセスメントでいかに口腔ケアについて評価ができるか．われわれ自身の援助者としての技量が問われるに違いない．

介護保険がスタートし1年半が過ぎた．私が担当しているケアマネジメントのうち，歯科医師と歯科衛生士の居宅療養管理指導は，約10％程度となっている．施行前は15％程あったのが，経済的負担を理由に，歯科医師や歯科衛生士の訪問や回数が極端に減った．佐賀県下でも歯科医師の居宅療養管理指導の請求が減ったという．

　ケアマネージャーの仕事に，給付管理業務という請求業務が加わった．そのため，ケアマネージャーを極めて多忙にさせ，ケアマネジメントという本来の役割が十分に果たせなくなっているのではないか．何かおかしな方向に進んでいるような気がするのは，私だけなのだろうか．

　請求業務は事務職に任せ，「ニーズと社会資源を結ぶ」といった，本来の役割を再認識し，自己研鑽する必要があるのではないか．

　ただ，コストが高いといった理由だけでサービスを削るのではなく，ニーズを解決するための能力・技術が必要不可欠ではないだろうか．なぜ，訪問歯科診療が，歯科衛生士の訪問が必要なのか，他のサービスも同様，ケアマネジメントの理論を展開できる力量をもったケアマネージャーになるよう努めていきたいものだ．

　最後に，母体である特別養護老人ホーム「長生園」において，平成10年度，国の研究事業として，入所者を対象に口腔ケアが行われた．地元の歯科医師会が協力し，1年間にわたり研究を展開した結果，口腔ケアが肺炎や発熱，褥瘡などに大きく関係していることが発表された．

　まさに，口腔ケアは身体的な部分でのADLと精神的な部分でのQOLの向上に重要な役割を担っているといえる．

　何のためにニーズがありサービスがあるのか．サービスを何のために提供するのか，もう一度原点に立って考え直したいものだ．

　利用者の"笑顔"のために……私達にできること．そして，利用者の幸福のために……私たちに何ができるか．

　原点に立って「食は介護の原点．そして，食は口から始まる．」ことを肝に銘じておきたいものだ．

（長生園在宅介護支援センター社会福祉士（SW）　山下　薫）

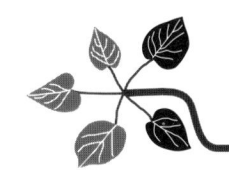

II. 各職種からの事例
5. 施設内での口腔ケアの実際

1. 真木苑の概要

平成9年太田町に，特別養護老人ホーム「真木苑」が誕生して4年目を迎えた．立地条件としては，「太田町福祉の里」と呼ばれる環境のよい場所で，国保診療所，歯科診療所，保健センター，小・中・高の各学校や幼稚園，役場など公的建物に囲まれており交通の便もよい（表1）．

表 1

施設紹介

特別養護老人ホーム	50床
ショートスティ	20床
ケアハウス「ひまわり荘」	15室
デイサービス1日平均	18名
在宅介護支援センター	

利用者の状態（特別養護老人ホーム50床）

	男性	女性	全体
利用者数	14名	36名	50名
最高年齢	90歳	97歳	97歳
平均年齢	82.6歳	82.9歳	82.8歳

要介護認定

1	8名
2	12名
3	6名
4	11名
5	13名

口腔内状況

総入歯	20名	
部分入歯	6名	
無歯顎	6名	義歯装着なし
残存歯	5名	1～3本
自力管理	2名	20本以上
その他	11名	

2. はじめに

口腔ケアの重要性については開所時より関心を持っていた．口腔ケアをすることによって，誤嚥性肺炎・口臭の予防になるからである．それに口腔内は細菌を繁殖するのに，絶好の環境なためにいちばん不潔だということだからである．おいしく食事をしていただくことを目的に，開所後まもなく取り組む．

幸い近くに歯科診療所があったこともあり，協力を依頼，話し合いを持ち，できることからはじめた．

3. 口腔ケア用品（図1）

(1) 歯ブラシ等
　　歯ブラシは小さめで毛の軟らかいもの
　　歯間ブラシ
　　電動歯ブラシ

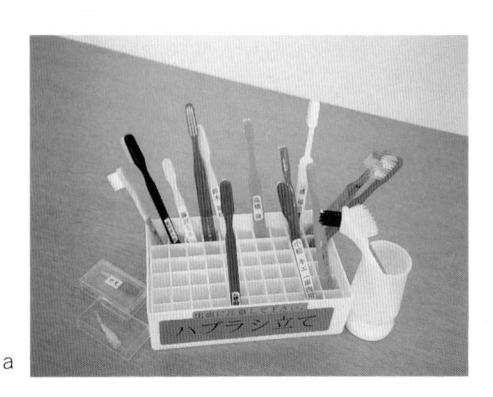

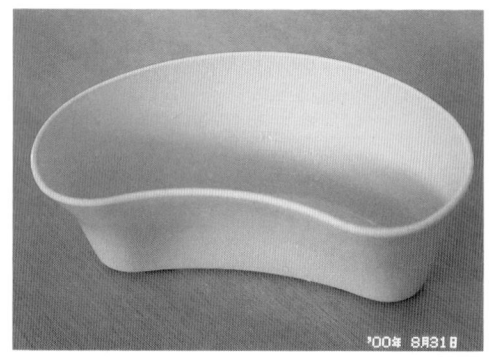

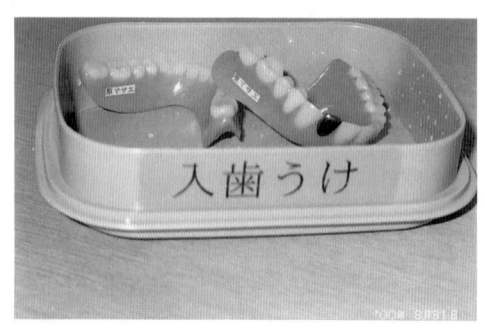

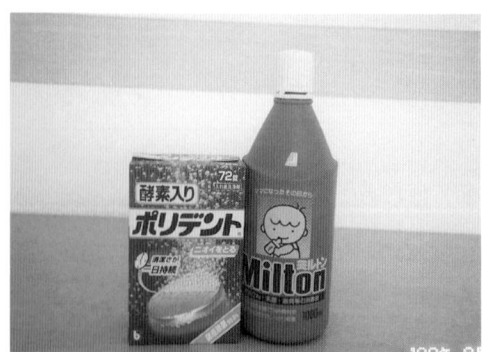

図1　口腔ケア用品　写真

特殊歯ブラシ（柄が変形できる）
　　義歯専用ハブラシ
(2) コップ，ガーグルベースン
　　うがいのために使用．
(3) 手袋，紙ガーゼ（口腔清拭用）
　　出血，感染症予防，むせ，などに使用．
(4) 義歯の保管容器と洗浄剤
(5) その他
　　ミルトン®〜歯ブラシを水洗いして浸ける．
　　イソジンガーグル®〜出血した時や，うすめて，うがいなどに使用する．

4. 口腔ケアの方法

1) 口腔清拭

　歯ブラシ，歯間ブラシを使い，紙タオルで少しずつ取り除きながら行う．うがいができない場合，誤嚥の恐れのある場合，食物残渣を取り除く場合などに行う．

2) ブラッシング

　個人に合った歯ブラシを選ぶ．
　握力が弱い方──柄を太くした特殊ブラシにすると持ちやすい．
　手が上がらない方──柄を長くしたり，柄を変形できるもの．
　歯間ブラシ──歯と歯の間，歯と歯ぐきの境で歯垢がつきやすい部分を重点に．

3) 義歯の取り扱い

　着脱──歯ぐきと義歯の間に空気を入れるとはずれる．部分入れ歯では，バネに爪をかけてはずす．
　清掃──毎食後きれいにする．義歯用ブラシ，洗浄剤の使用．
　保管──専用容器に水と洗浄剤を入れて義歯を入れておく．夜間は，できればはずして休むよう指導する．

5. 口腔内の状態と対応（図2）

(1) 歯肉が腫れている──義歯をはずし，指で歯肉マッサージをする．
(2) 歯がグラグラしている──自然に抜けるのを待つ．または抜歯する．
(3) 義歯の汚れが目立つ場合──磨き方，管理のしかたを指導，洗浄剤・研磨剤を使用．
(4) 歯間，歯肉の汚れが目立つ──歯間ブラシで汚れをとり，イソジン消毒液で消毒を毎回

氏名　藤沢ミエ　　NO.

年・月・日	診療内容	備考
11・6・3	下の2本の残歯の歯肉の腫れに注意．担当（竹村さん）にブラッシング指導．歯石化もみられるが全くブラッシングしない割には汚れが少ない．（Drより）	
・9・1	右上部3大臼歯あり．磨きにくい所なので，よく磨くようにブラッシング指導あり．	
・11・18	前歯下2本あるが上顎に入りこむので，痛んでないか注意するように．右奥歯（上）虫歯あり．痛みに注意して下さい．	
・11・30	右奥歯（上）汚れあり．本人拒否ったの磨けず．前歯上下歯石あり．歯ぐきも磨いて欲しい．歯間ブラシで前歯の間を磨くよう指導あり．	
12・1・24	下顎．外から見て赤く腫脹あり．歯肉の腫脹もないので，歯が原因ではないとのこと．（食事の長芋のせいかもしれない）	
・1・26	顎の発赤軽減している．歯，歯肉に問題ない．	もう一回診療あり
・2・1	顎の発赤，腫脹なし．歯は口を開けず見られなかった．	
・2・16	問題なし．　ブラッシング施行（良く磨けている）	
・2・23	指示あり．歯頚部・下・前歯汚れあり	

氏名　藤城　文　　NO. 1

年・月・日	診療内容	備考
11・4・8		
11・5・12	とてもよくブラッシングされているとのこと．両臼歯のかぶせた所は，歯間ブラシを使うように指導される（藤原寮母）．毎朝（食後）ブラッシングをしているとのこと．	
11・8・5	とても良くブラッシングされている．歯間ブラシを使って，すき間のブラッシングに注意して下さい	
11・12・7	歯肉がしまっておりきれいである．左右奥歯銀歯がかぶさっている部分の歯間の汚れ．食べかすが多くブラッシングしてもらう．汚れをしっかりとらないと口臭のもとになるので注意するよう指導あり．	
12・1・17	口腔内．歯肉の状態共にきれいである．	
・1・24	〃	
・1・31	左上6番目の歯肉圧痛あり．暖かくなったら歯科診療所で歯石除去する予定．	
・2・23	ブラッシング長続きはしない．	
・2・24	奥のブリッジにカス多い．痛がる．15分位．自分でもできた	

氏名　川原テイ　　NO. 1

年・月・日	診療内容	備考
11・4・28	左手で自分で歯みがきを行う。左．右のみがく方向を変える時．ブラシを持ち換えてやる．少し出血するが心配ない．入歯用，入歯みがき用ブラシ，入歯ケース用意	上の前歯の義歯は作らない．（飲み込む可能性あり．）
・5・17	眠い為か，歯みがきをする気になれないようです．口の中は前より汚れが少なく，口臭も少なくなりました。歯肉の状態も少し良いようです．	1W後ブラッシング予定
・5・19	出血なく，うがいも上手にできました。口臭もほとんどなし．自分からすすんで行いました。	
・5・24	歯肉からの出血なく，歯みがきも良くできている．	3カ月後
・8・23	歯肉の状態良くなっている．左上側切歯痛（食事時）とぐらつきあり治療予定	
・8・30	左上側切歯抜歯（8/[illegible]）後の抜糸．抜いて間もないせいか，痛みあるが特に問題なし．	
・12・15	みがき残しあり。歯肉からの出血あり	
12・1・5	上中切歯欠損部に「差し歯」希望（家族より）あり．診療していただく．治療に耐えられるか？必要性がないのでは？……家族へ説明して相談していただく．	
・1・6	口腔内の汚れ昨日より少ない．出血も以前と比べると少なくなっている．	

氏名　後藤竹見　　NO. 3

年・月・日	診療内容	備考
12・3・2	前歯はきれい．臼歯ブラッシングしていただく．	
・4・3	このまま継続する．	
・4・12	食物残渣がほとんどなくきれいである．前よりも口を開けられるようになってきた．	
・4・19	歯間ブラシにブラッシングする．奥歯に食物残渣物ある．	
・4・20	歯間ブラシでブラッシングする．	
・4・24	口腔ケアオテラが．問題なし．	
・4・27	最近は声をだしたり，歯ブラシを持ったり，全体的に改善の様子がみられ，歯ブラシを持つと口のそばまで持っていき半開きに口を開けることが出来るようになった．	
・5・17	歯ブラシを持たせると口を開け，口元へもっていく動作みられる。	
・5・24	口の中の汚れない．	

図2　口腔内の状態と対応
歯科医師，衛生士の診療，指導した時の診療記録の一部

行う．週1回歯科衛生士のブラッシングをうけるようにする．
(5) 歯ブラシを当てるだけで出血する──→指に紙ガーゼを巻いて歯ぐきを上から下に拭く．小さい歯ブラシを使用する．
(6) 義歯の調整──→削合や安定剤を使用する．作り直し等．

6. 状態別口腔ケア

1) 口腔ケアが自立している場合

　習慣化できるように声がけする．
　現在の方法を尊重し，見守る．
　出血についての説明──汚れ（歯垢）がついているので炎症（歯肉炎）を起こして出血する．恐れないで，ていねいにブラッシングすると出血しなくなる．

2) 一部介助の場合

　本人と介助者の役割分担をする（自立磨き＋介助者磨き）．
　本人の残された機能を最大限に維持し，引き出すようにする．できない部分を介助する．介助者は本人と良好な関係がないと，歯ブラシが凶器に感じられることもあり，小さい歯ブラシや歯間ブラシで，ていねいにやると気持ちよく感じられる．

3) 全介助の場合

　口腔ケアの必要性の理解を得る．
　適切な姿勢，体位，誤嚥の防止．座位がとれない場合は，30〜45°程度上体を起こし，安定した姿勢を確保する．起こせない場合は，側臥位でマヒのある人は，マヒ側を上にし，顎を引いて誤嚥を防止する．必要用具は準備しておき，手早く行う．歯みがき，うがい，義歯の清掃，うがいのできない場合は，口腔清拭を行う．常に声がけをし，安心感を持たせ，終了後「おつかれさま」のねぎらいの言葉を忘れない．

7. 口腔ケアのチェックポイント

(1) 食物残渣があるかどうか（特にマヒ側）．
(2) 義歯は十分に機能しているか（義歯の安定，痛みなど）．
(3) 喪失歯はあるか，または義歯を使用しているか．
(4) 歯周病にかかっていないか（グラグラ動く，歯肉出血など）．
(5) 歯や義歯を毎日磨いているかどうか．
(6) 食べこぼしや，むせはないか．
(7) 強い口臭はないか．

(8) 食事時間の延長，食事量の減少，食欲の減退，好みの変化などないか（口腔内や体調に問題があることが多い）．

8．痴呆性老人への対応事例（女性）
ケース1　いつも歯磨きのとき不機嫌になるため，民謡が好きな人なので歌いながらリズムに合せて磨くとスムーズにできる．
ケース2　食事，排泄，口腔ケアとも決められたときにはできず，本人のペースに合せて行っている．
ケース3　義歯は紛失するたびに何回か作ったが今は持っておらず，義歯に執着あり，誰のものでも目につくと口に入れている．誰の義歯かわからなくなったこともあり，義歯には全員名入れする．
ケース4　職員の声がけは男子職員にのみ反応する．
※痴呆症になってから義歯作製をした人は違和感が強く，慣れることができず，使用しないケースがほとんどであった．特殊ケースとして部分入れ歯を作り使用していたが，食事中に食べ物といっしょに飲み込んで，のどに引っかかり手術をしたケースもあった．

9．結　果
① 口腔内の異常の早期発見と予防につながっている．
② 口臭がほとんどなくなった．
③ 誤嚥性肺炎が減少した．
④ コミュニケーションにより，発語，会話が聞かれるようになった．
⑤ 歯磨きが習慣化されてきた（歯ブラシをみると自然に口を開けてくれる）．
⑥ 爽快感，気持ちよさがわかるようになってきた．

10．考　察
　口腔ケアについては，介護保険が施行される以前より実施しているが，まだまだ「未開の地」である．真木苑は週1回の歯科医師の診察と，必要あれば受診，週3回の歯科衛生士の指導を受けて，看護婦，担当介護士を中心に，全職員が口腔ケアに強い関心を持ち，個々に合せたケアをしている．はじめは拒否していた痴呆性老人も，今では歯ブラシをみただけで口を開けてくれるようになった．
　歯科医師を講師に勉強会を開いたり，毎月歯科医師，歯科衛生士，看護婦，介護士のミーティングを持ち，試行錯誤しながら，よりよい口腔ケアをめざして5年目をむかえました．

11. おわりに

現在は，口腔ケアに全力投球の毎日であるが，食事形態，そしゃくの関連についても今後の課題としたい．しかし口腔ケアは介護の一部分であって，この仕事は幅広い．

（元特別養護老人ホーム「真木苑」介護係長，「真森苑」生活相談係長　冨樫さつ子）

<付録 1>

口腔チェック表

毎食後を原則にしているが夕食後は必ず実施したという確認のためのチェック表です．利用者の名前と，口腔内の状態と，ケアした職員のサインをし責任を持ってケアをする．

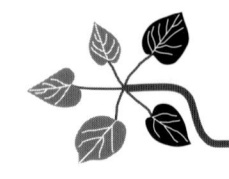

II. 各職種からの事例
6. 介護者からの事例（歯科衛生士）

1. 事例紹介

利用者：80歳，女性．

病　名：脳血管性痴呆，くも膜下出血，高血圧症．

病　歴：昭和49年より高血圧症，昭和60年にくも膜下出血，平成4年に脳血管性痴呆と診断される．夜寝ずに騒ぐ，朝早く起きて長男の妻を起こすなど，問題行動がひどくなり入院するが，改善がみられ平成7年に退院．現在は時折頭痛や高血圧の症状があり，日中に訪問者があるなど，日常生活に変化があると夜間の問題行動を起こしやすい．会話の中にはくり返しが多く，健忘症状も多くみられる．時間の感覚も不正確で，夕飯の支度を昼過ぎに行ったりもする．新築の家での生活の不慣れも手伝い，行動に不安定な様子がある．

家族構成：

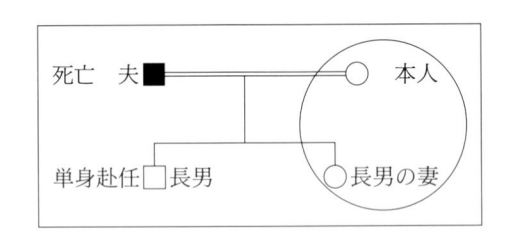

```
死亡　夫 ■―――――○ 本人
        │
単身赴任 □ 長男――○ 長男の妻
```

介護の状況：長男が県外に単身赴任しているため，主介護者は長男の妻であるが，就業しているので日中は一人で過ごすことが多いが，近所に親しい友人がおり自由に交流もしている．

また，デイサービスを月3回利用し，その他の日はホームヘルパーが夕方訪問し，血圧測定を実施したり話相手になるなど，精神安定と時間感覚のずれの修正をはかり，夕暮れ症候群に対応している．調理の際の火の管理や，訪問者への応対などに常に不安を抱いており，夜間の問題行動が起きた際の対応など，介護者の精神的な負担が大きい現状である．

寝たきり度：J2

痴呆性老人の日常生活自立度：IIb

アセスメントの総括：日常生活動作（ADL）に関してはほぼ自立しており，社会的な交流もほぼ良好であるが，痴呆のため手段的日常動作（IADL）は，服薬や金銭管理に一部介助が必要な状態である．今，行動しようとしていること，つい先程行ったことについても忘れるなどひどい物忘れの症状を呈する．

夜間不眠，大声で騒ぐなどの問題行動は，日常生活において精神的に変化があったときに起きやすく，ともすると介護負担を増大することになりかねないので，新規に関わるのは慎重さを要する．長男夫婦は介護に積極的であり，本人も満足しているが，今後も継続した援助が必要である．

ケアプラン（介護サービス計画書）（図1）策定の経緯：家族は夜間の問題行動発生に最も負担を感じていることから，毎日の生活プログラムを規則正しくし，精神状態の安定を図る必要があると考えた．そのため，夕暮れ時にひとりでいる時間を少なくし，ずれやすい時間感覚を修正する意味も含め，話相手となる目的でウィークデーの夕方毎日，ホームヘルパーによる訪問介護を，また体調管理・精神状態の把握をするため，月2回の看護婦による訪問介護を取り入れた．日中の問題行動発生防止，社会的な交流を図ることでの痴呆進行抑制の効果を期待し，月3回の日帰り介護も利用することとした．年齢的なことを考慮し，ADL低下抑制に日帰りリハビリテーションの利用，および訪問口腔ケアを盛り込んだ．ただし，訪問口腔ケアは，問題行動発生防止のためホームヘルパー訪問時に合わせて実施することとした．

嚥下，口腔の状況：上顎は無歯顎で総義歯，下顎は残存歯3本であり，部分床義歯を使用している．残存歯は，補綴されており，義歯の適合も良好で，嚥下障害，口腔機能障害ともに認められない．

口腔清掃習慣が確立されていないため，残存歯の清掃状態は不良で，歯肉に発赤，腫脹がみられ，易出血性である．また，義歯は夜間取り外しているが，義歯清掃は不十分で，多量の食物残渣や歯垢が付着している．

口腔清掃度の自立度：すべて自立している．

口腔に影響を及ぼす薬剤：ペルジピン®・ヒデルギン®

ともに降圧薬であり，副作用として，前者に流涎・歯肉肥厚，後者に舌の荒れがあげられる．

栄養状態：食欲もあり，良好である．

口腔ケアプランの策定の経緯（図2）：口腔清掃に対する認識が薄く習慣になっていない，また痴呆のために，口腔清掃・義歯清掃の実施について自覚していないことがあるため，介護者が声かけ，確認等，継続的に行っていく必要があると考えた．

残存歯はブリッジで，義歯のバネがかかる歯であり，咀嚼，義歯の安定等，重要な役割を担っているので，主に歯肉の炎症の改善のため，本人への指導，歯科衛生士による術者みがきを実施することとした．

義歯については，訪問時間を利用しての義歯洗浄剤の使用など，定期的な訪問口腔ケアを行っていくこととした．

評価：痴呆の方のケアは，前回の指導がほとんど白紙状態で，義歯を装着したまま，義歯用の歯ブラシでブラッシングをするなどの行動が理解できず，関わり方の難しさを痛感した．

また，指導的要素が強いケアを行った夜に問題行動が増加し，介護者に精神的負担をかけて

様式3

*県コード	*施設コード	事例No 4

都道府県名	施設名
岩手県	宮守村歯科診療所

在宅介護サービス計画書（2）

サービス利用者(イニシャル) T.T

	月	火	水	木	金	土	日
4:00							
6:00							
8:00							
10:00		日帰り介護					
12:00							
14:00	↑訪問歯科指導 ↓訪問介護		↑訪問介護	↑訪問介護	↑訪問介護		
16:00							
18:00							
20:00							
22:00							
24:00							
2:00							
4:00							

早朝／午前／午後／夜間／深夜

週単位以外のサービス	日帰りハビリテーション（1/M）　　訪問看護（1/M） 日帰り介護（2/M）　　訪問看護（2/M）

図1-a 在宅介護サービス計画書（2）
(全国国民健康保険診療施設協議会版在宅介護サービス計画書より引用)

第1章 介護の中の口腔ケア　43

様式2-1　事例No.4

在宅介護サービス計画書（1）①

| 都道府県名 | 岩手県 | 施設名 | 宮守村歯科診療所 |

サービス利用者（イニシャル）　T・T　　生年月日　T8年12月14日　　住所（市町村名）　宮守村
サービス計画作成者（氏名）　（所属機関）歯科保健センター　（職種）歯科衛生士　ケアプラン作成日　H10年10月15日

生活全般の解決すべき課題（ニーズ）	援助目的		サービス内容			
	長期目標	短期目標（1ヶ月）	サービス種別	介護内容	担当者の所属機関	職種	実施頻度
痴呆のため徘徊が朝から1日1回一人でいる時間に問題行動が発生しやすい。	基本的生活リズムの確立	毎日の生活で口グラムを規則正しくする。	訪問介護	日常時にムーズでは時間配分ない話し相手となる。	社会福祉協議会	ホームヘルパー	4/W
			日帰り介護		デイサービスセンター	看護婦、介護福祉士	3/M
夜間時の問題行動が多い。そのため介護者への負担が多い。	問題行動発生の防止	毎日の生活でロクラムを規則正しくする。	訪問看護	精神状態の把握と安定	在宅介護支援センター	看護婦	2/M
ADL低下の予防	ADL機能の維持をはかる	立位が安定し、事故を防止する	リハビリテーション	リハビリテーションの実施と訪問	日帰りリハビリテーション	村役場	保健婦	1/M
痴呆のため口腔内の清潔保持の認知ができない。	毎日の口腔保持の維持	口腔内の清潔の維持	ブラッシング指導、義歯清掃指導	訪問歯科衛生指導	歯科保健センター	歯科衛生士	1/W

（＊）家族が介護を行う場合には、その内容も記入してください。
（＊）担当者の職種は以下の中から選択して下さい。

A.医師　B.歯科医師　C.薬剤師　D.保健婦　E.（准）看護婦・士　F.理学療法士　G.作業療法士　H.社会福祉士　I.介護福祉士
J.ホームヘルパー　K.ケースワーカー・ソーシャルワーカー　L.行政職　M.歯科衛生士　N.栄養士　O.民生委員　P.ボランティア　Q.その他

（全国国民健康保険診療施設協議会版在宅介護サービス計画書より引用）

図1-b　在宅介護サービス計画書（1）

様式4

口腔ケアプラン表

| 都道府県名：岩手県 | 施設名：宮守村歯科診療所 |

入所者氏名	T・T	79 歳	男・⑨	カンファレンス参加者	（職種）歯科医（職種）歯科衛生士（職種）ホームヘルパー（職種）ホームヘルパー
病 名	脳血管性痴呆，くも膜下出血，高血圧				
ケアプラン策定年月日	平成10年 10月 15日				

ケア目標	口腔内清掃および義歯清掃の習慣化 残存歯の歯肉炎症・腫脹の軽減

ケアプラン作成者	（職種）歯科医 _____
	（職種）歯科衛生士 _____

問題点	本人の目標	ケア項目	いつ	どこで	どのように	担当者
1.痴呆のため、ブラッシングや義歯清掃の実施について自覚していないことがある。	食後の口腔内清掃と義歯清掃を習慣化する。	介護者による口腔内清掃と義歯清掃の確認。	朝・夕食後	台所	朝夕食事後に口腔内清掃と義歯清掃の実施について確認してもらう。又、実施していない場合は、声かけして清掃するよう促す。昼食後の口腔内清掃と義歯清掃の実施について確認する。	長男の妻
			昼食後の訪問時	台所		ヘルパー
2.残存歯に歯肉発赤、腫脹がある。	ブラッシングが（右側）とも確実にできるよう、歯間ブラシを使用できる。	ブラッシング指導歯科衛生士によるPTC	1回/週	台所	歯科衛生士がブラッシング指導し、歯ブラシの当たり方が確実にあたっているかどうか確認する。また、歯間ブラシの使用方法を指導し、習慣化させる。PTCの実施。	歯科衛生士
3.義歯の清掃状態、不良で多量の食物残渣とプラークが付着している。	確実な義歯清掃ができる。	義歯清掃について指導する。	1回/週	台所	歯科衛生士が義歯清掃について指導し、確認する。	歯科衛生士
			訪問時	台所	訪問毎に清掃状態をチェックし、不十分なところは洗浄する。	ヘルパー 歯科衛生士
		義歯洗浄剤を使用して洗浄する。	1回/週	台所	ヘルパーの訪問時間を利用して、義歯洗浄剤を使用する。	ヘルパー 歯科衛生士

図 2 口腔ケアプラン表 （全国国民健康保険診療施設協議会版口腔ケアプラン表使用）

しまったことを連絡ノートで知り，顔の表情からは知ることのできない心の中のケアの難しさを感じた．

訪問回数が増えることにより，「歯医者さんだね」と明るくドアを開けてくれ，お茶を何杯も入れてくれ，会話もはずむが，口腔内の改善にはなかなか結びつかず，継続的な管理が必要と思われた．

痴呆の方の口腔ケアは，待たれる訪問者，あるいはよき話相手となり，自分を受け入れていただきながら，他職種との連携を密にもち継続的な実施をしていかなければならないと感じる．

2．まとめ

現在，要介護者に求められている口腔ケアは，口腔衛生に留まらず，摂食・嚥下障害などの口腔機能低下に対するリハビリテーションなども期待されており，歯科衛生士による専門的口腔ケアの需要が高まっている．そのことを受けて，われわれ歯科衛生士は，日々研鑽を重ねているところであり，その結果，多くの要介護者の健康を支え，その効果は高い評価をされていると思われる．

しかし，この事例のように，痴呆性老人の症例においては，口腔ケアプランの内容としては基本的なことでも，ケアの実施はかなり困難である．このため，痴呆症という障害についてよく理解し，コミュニケーション方法から見直す必要性を感じると同時に，介護者が利用できる，痴呆性老人の口腔ケアについての指針となるものが必要と思われる．

これからますます多様化していくであろうニーズに，柔軟に応えていける職種でありたいと考えるにあたり，この症例はひとつの大きなステップとなった．

（宮守村歯科診療所歯科衛生士　菊池より子）

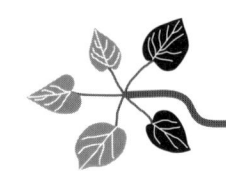

III. 口腔ケアを行う場の違い

1. はじめに

わが国でも本格的高齢社会を迎え，疾病の中心が急性疾患から慢性疾患に移り，入院期間の長期化により入院患者の多くを高齢者が占めるという医療問題から，医療とケアの必要性は，病院・施設だけでなく，地域や家庭へと広がってきている．

介護を必要とする人達は，病院に入院し，そこで医療をうけながら療養生活を送っている人や，病気の慢性化により病院から施設に入所する人，また住み慣れた家庭であらゆる在宅サービスをうけながら地域社会の一員として生活している人などいろいろである．

そんな中で口腔ケアの実態は，本人を取りまく環境問題である介護者の介護負担や，口腔の意識の問題，経済的問題，病院・施設での人手の問題など，また，要介護者本人の問題として本人の口腔清掃に対する自立度やADLの低下，全身疾病の悪化による本人のあきらめ感などいくつかの問題点が考えられる．

これからの歯科衛生士は診療所の患者だけでなく，在宅または病院・施設などで療養している要介護者にとっての口腔ケアの中心的役割をつとめ，どこの療養生活であっても口腔ケアを継続してうけることができるようなケア体制がとれている必要があると思われる．現在，歯科衛生士が行っている訪問口腔ケアは保健所や市町村に所属する歯科衛生士が，保健婦と連絡をとりながら実施する訪問口腔衛生指導と，訪問歯科診療の後に続いてその診療所の歯科衛生士が行う訪問歯科衛生指導，そして，介護保険制度においては在宅サービスの中に居宅療養管理指導として位置づけられている（図1）．

いずれの場合も，歯科衛生士が実施する専門的口腔ケアの目的や内容はほぼ同じであるが，歯科衛生士の専門職としての立場や，訪問する場所，訪問回数などに違いが出てくる．

また，在宅における訪問口腔ケアと，医療現場である病院または施設での口腔ケアには行う場の違いによる特性がみられる（表1）．

2. 在宅における口腔ケア

1) 口腔ケアも在宅サービスの一環として実施する

(1) 在宅ケアのネットワーク

在宅で療養生活を送る要介護者と家族は，さまざまなサービスのネットワークに支えられて

図1 歯科衛生士が行う訪問口腔ケア

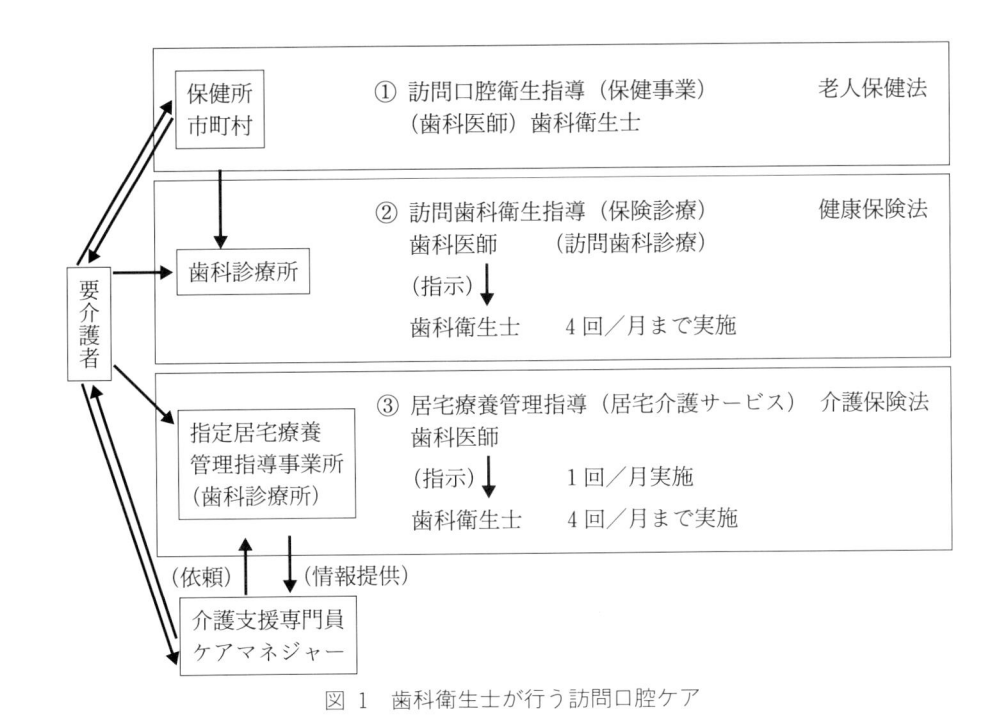

表1 在宅と病院・施設での口腔ケアの違い

在宅での口腔ケア	病院・施設での口腔ケア
訪問口腔衛生指導（保健事業） 訪問歯科衛生指導（保険診療） 居宅療養管理指導（介護保険） ・本人の要望による承諾の必要が伴う ・緊急時の対応が不備 ・他職種との連携が重要 ・生活の中でのケアが求められる（本人の主体性） ・家族の介護負担の考慮 ・保健・医療・福祉など広範な分野にわたる条件整備が必要 ・サービス提供側としては分散し非効率的	訪問口腔衛生指導（保健事業） 訪問歯科衛生指導（保険診療） ・不可避な事故以外は安全 ・病院・施設内ではチーム編成のため連携良好 ・医療を中心とした生活で管理監督下にある ・病院・施設職員による口腔ケア ・組織的に口腔ケアのアプローチが可能 ・病院・施設内で整備できその管理が容易 ・サービス提供が効率的で質の高いサービス提供が可能

生活している．歯科衛生士による訪問口腔ケアも，地域で在宅医療を支える多くのケアスタッフの一員として，また，「在宅ケア」の一環として行うことが求められている．訪問口腔ケアも歯科衛生士だけで行うのではなく，訪問看護婦，ヘルパーなど他の専門職種と連携しながら行うほうがより効果がみられ，さらに介護者の介護負担の軽減にも期待がもてる．他職種との連携にあたっては，口腔ケアの重要性を積極的にアピールし，理解と協力体制を深めることが大切である．

(2) "保健"と"医療"の連携

図1に示したように歯科衛生士が在宅を訪問して行う口腔ケアには，歯科保健指導や歯科相談事業を主として実施する「訪問口腔衛生指導」がある．行政のサービス事業として行われる訪問は，1人に対して年に1～数回程度であるが，歯科医療や継続した専門的口腔ケアの必要を認めた場合は地域歯科医師会と連絡をとり，訪問歯科診療へと連携が図られる．

要介護者の中には，口腔の問題は，これ以上家族に負担をかけたくないとがまんをしていたり，あきらめている人が多くみうけられる．入れ歯をつくりたくても通院ができず，おかゆや軟菜ばかりで，普通の白いご飯とおかずが食べたいと思っている人，手に麻痺があり，義歯の着脱ができず歯肉にくいこんで痛みをがまんしている人，思うように歯磨きができず，家族に口が臭いといわれてとても悲しいと訴える人，その他，歯肉が腫れて出血が気になる，口が乾く，上手に飲み込めない，むせる，よだれがでる，話しにくいなど，本人からは医療になかなか結びついてこない．中には，問題に気づいていないこともある．しかし，行政の保健サービス事業で保健婦や歯科衛生士が訪問すると，これらの問題が医療のニーズとしてあげられる．そして，"保健"から"医療"への連携がはかられる．

2) 要介護者と家族が主役
(1) 本人，家族への配慮

在宅ケアの場は，あくまで，それぞれの家庭である．

英語では，患者をPatient（耐える人）という．Patientは，病院・施設のルールにあわせて生活を送る．まさにPatientとしての日々を実感する場合が多くあると思われる．一方，在宅の場合では患者をClient（依頼人，利用者）と呼ぶ．あくまでClientの意志，生活を尊重してケアを提供する．また，Clientは患者だけでなく，本人を取り巻く家族を含めて生活全体をケアすることを意味している．

要介護者は在宅では，それまで病院・施設の中で制限を受けていた多くのことがフリーになる．在宅ケアでは，要介護者が医療者側のルールにあわせるのではなく，医療者側自らが相手の家庭に足を運び，そこで生活している本人や家族の価値観を尊重しながらケアをすすめなければならない．また，最近では複雑で高度な医療器具（在宅酸素療養，経管栄養，気管切開による人工呼吸，膀胱内留置カテーテル，中心静脈栄養など）を装着したままで在宅に戻ることが多く，看護職からの情報収集が重要であり，医療器具の知識も必要となってくる．そして，本人のQOLによい影響を与えるよう口腔ケアを展開していくことが大切と考える．

(2) 在宅ケアでの口腔ケアの利点と問題点
＜利点＞
・本人の家庭環境や家族の状況を直接見ることにより，本人家庭への配慮がしやすい．家庭での口腔清掃や食事の状況での問題点が把握でき，本人や家族にあった実際的な口腔ケア

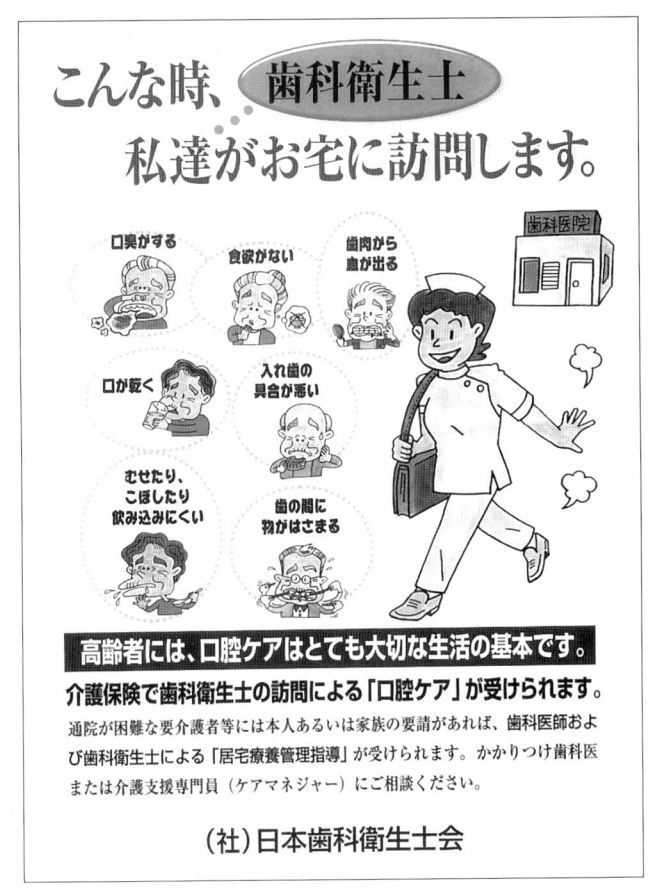

(日本歯科衛生士会 2000 年発行)

図 2

の指導ができる．
- 家族を一単位としたアプローチが可能である．
- 在宅でのケアは，本人にとって安心してケアがうけられる．特に，摂食指導は具体的な指導ができ効果的である．
- 通院・通所の負担がない．

＜問題点＞
- 初期の段階において，本人に関する情報量が少ない．
- 第三者が家庭（生活の場）に踏み込むことが，家族の負担になる場合がある．

3） 在宅における口腔ケアの注意事項

(1) 訪問時のマナーを大切に

挨拶は，明るく気持ちよい感じで，挨拶は人間関係の面からも社会人としてのマナーとして家庭に受け入れられる第一歩となる．服装は，清潔な身だしなみで，エプロン等を持参し，必

要時には，飛沫感染予防のため予防衣も着用する．

(2) 指導よりケア優先型

口腔ケア実施にあたっても，いきなり問題点を指摘して一方的に指導するのではなく，今，口腔ケアで困っていること，知りたいことは何かをまずきちんと受け止める．そして，その問題についてひとつずつ具体的に対応し，ポイントを説明しながら一緒に実践する．または，先に術者磨きを実施し，見本を示すことも大切である．毎日の生活上の介護に忙殺されている介護者に，いきなり口腔ケアの指導をしても，拒否的対応を引き出すことになりがちである．現在行っている方法や習慣を尊重し，こちらの考え方をおしつけない．

(3) 本人の自立支援を目的とする．

口腔ケアを行う時は，できるだけ上半身を起こして安全で安楽な姿勢を確保し，誤嚥やむせを予防する．移動が可能な場合は洗面所で実施し，できるだけ離床するようすすめる．歯磨きが困難な場合は，改良ブラシなど専門職の工夫を提供し，自分で口腔の清潔を保つための努力を支援する．

(4) 他職種との連携

口腔ケアは，毎日継続して行われることが重要である．要介護者の介護度や本人の自立度により，他の専門職との連携がより効果的な口腔ケアが期待できる．

(5) 在宅におけるA氏の口腔ケア支援状況

患　　者：A氏（63歳　女性）
病　　名：パーキンソン病
寝たきり度：B-2
　　　　　　屋内での生活は何らかの介助が必要．座位は保つが車椅子移乗は介助必要
家　　族：夫，娘（2人共，日中は仕事），3人家族
口腔清掃状況：歯ブラシは何とか口の中に入れるが，上手に動かすことが困難．電動歯ブラシは本人拒否．うがいは，口含み程度．局部義歯あり．義歯清掃は介助

	ケアスタッフ	口腔ケア内容
月	ヘルパー	歯磨きの声かけと準備，義歯の洗浄，歌を一緒に歌う
火	訪問看護婦	歯磨きの一部介助，口腔内洗浄
水	歯科衛生士	専門的口腔ケア（術者磨き，機能訓練）
木	ヘルパー	歯磨きの声かけ，準備，義歯の洗浄，歌
金	デイサービス	施設職員による見守り，口腔内観察
土	家族	歯磨きの準備，義歯洗浄
日	家族	〃

ヘルパーは，掃除，洗濯，料理，買い物と大変だが，日常的ケアの継続という面から協力をお願いする．また，料理をしながら本人と一緒に歌を歌ってもらい，機能訓練にも一役かってもらう．

訪問看護婦には，入浴介助の時についでに歯磨きの介助とシャワーによる口腔内洗浄を実施してもらう．口腔内洗浄の方法については，歯科衛生士が見本を示す．

デイサービスは，施設に出向いて本人のようすを見学し，施設職員との話し合いで昼食後の歯磨きの協力がえられた．この事が，他の利用者の歯磨き実施につながった．

家族には，休日に歯磨きの一部介助をと思ったが，本人が家族の介助を望まない．

歯科衛生士は，本人の手の自由がきかず義歯の着脱が困難のため，歯ブラシの柄を改良し，義歯の爪を押し上げてはずす道具を提案した．また，術者磨きでは，歯間ブラシの利用，抗菌剤の入ったリンス剤による化学的清掃，舌体操や口周囲筋のマッサージなどを実施した．

(6) 緊急時の対応

緊急時の対応については，あらかじめ話し合っておく必要がある．

在宅では，食べ物や異物を喉に詰まらせる事故が多く，痴呆の要介護者では，入れ歯を飲み込むこともある．あわてて，身体をゆすったり動かしたりせず，冷静に観察判断し，速やかに連絡をとり指示を受ける．喉に詰まらせたとき，掃除機での吸引も効果的といわれている．

(7) 感染予防

専門職のケア行為が感染経路とならないようにするため，手洗いの実行，手袋の着用，器具の処理と消毒，ゴミの処理などに注意する．また複数の要介護者を訪問するときには，易感染者から先に訪問する．

3. 病院における口腔ケア

病院に入院している患者は，当然のことながら何らかの疾病をもち，医学的管理のもとで入院生活をしている．病院の看護・介護職員は，治療に専念しており，口腔衛生が後まわしにならざるを得ない状況にあるのがほとんどと思われる．

そんな中で，老人病院における死亡者の基礎疾患の一位は，脳血管障害によるものといわれているが，その直接死因は，口腔内細菌や逆流した胃液が不顕性に誤嚥されておこる肺炎であることが報告されている．最近では，この肺炎を口腔ケアによって予防できることが，あきらかになってきた．口腔ケアを実施し，口腔内細菌を少なくすることにより肺炎の発症をおさえるのである．ところが，病院の大半は歯科を併設しているところは少なく，口腔ケアがなかなか定着しにくい状況にあるが，その中で二次医療機関である病院歯科で，口腔外科以外の入院患者にも積極的に歯科治療がなされるようになってきた．そして，病棟での口腔ケアも実施するところが増えてきている．しかし，まだ多くの病院では歯科の診療科がなく，歯科衛生士もいないので，入院患者の口腔衛生状態は劣悪な環境におかれている．

(1) 看護・介護職員との連携

病院に歯科衛生士がいたとしても，多くの入院患者の口腔ケアは，看護・介護職との協働のもとでなければ困難である．また，入院患者の中には重症の患者や複雑な医療器具を装着した

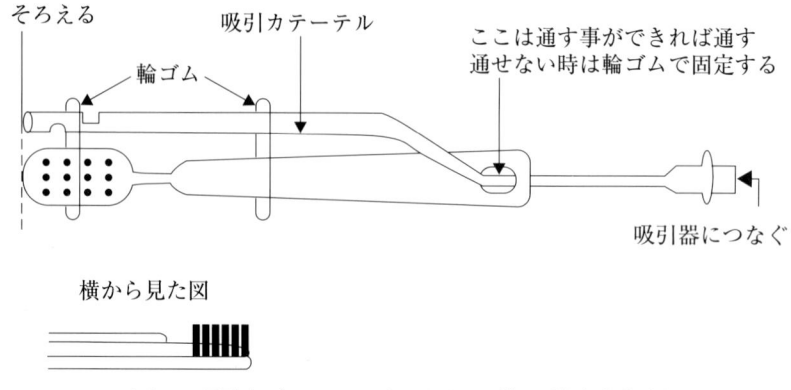

図3 吸引歯ブラシとエジェクター（細野純先生考案）

人もいて，看護職の協力を依頼して行うことが重要である．歯科衛生士も歯科医学的知識以外に有病者に対する基礎疾患，医療器具等の知識が求められる．吸引器を利用した吸引歯ブラシ，エジェクターは口腔ケアに便利である入院患者の病態を把握したアプローチが必要である．
＜エジェクターについて＞
　吸引器がある病院には，吸引チューブがあると思うが，詰まりやすかったりチューブが軟らかいため曲がってしまい，使いにくいことがある．エジェクターだと中にワイヤーが入っているので，角度もつけられるし曲がらないし，先端にチップがついているためつまりにくく吸引しやすい．使用する際，エジェクターの先端がとれて誤嚥しないために，先端とチューブをユニファーストで接着してから使用する．吸引歯ブラシでは水をとりきれないときに，エジェクターを利用するとよい．
　細野先生はフレキシブルタイプエジェクター（ヨシダ）商品名フレクソ（タイプL）を使用．
(2) 病院職員との共通認識
　入院患者の生活は，病院の中で制約された生活をおくっている．そのため多くの場合，看護婦，介護職による身の回りの生活ケアがなされている．それゆえ，口腔衛生の成否は，看護・介護職員の口腔ケアの必要性や歯科的知識，口腔衛生活動の認識の向上が大きなポイントと考えられる．しかし，現状は病院職員は日常の業務に追われていて，口腔ケアを行う時間がない，人手がない，口腔清掃の方法がわからない等口腔ケアの対応がなされていないことが多くみうけられる．病院職員との口腔ケアに対する共通認識をもつための勉強会や研修の機会をもつことが必要といえる．
(3) 医療チームとしての関わり
　病院の看護・介護職員に口腔ケアを依頼する場合，ただ単に「口腔ケアを行ってほしい」と要求するのではなく，まず相手の病院での業務内容を理解することが大切である．口腔ケアも一連のケアの1つで，時間的制限もあるため看護・介護職員にあまり大きな負担にならないよ

表 2　病院と施設の比較

	病　院	施　設
機　能	治療機能	家庭復帰，療養機能または家庭と同じ機能
対象者	病状の急性期または慢性期の治療を必要とする者	病状安定期にあり入院・治療の必要はないがリハビリ，看護・介護を必要とする者
主な要件	治療に重点	入院・治療は要さない
口腔ケア	特に全身疾患に注意が必要 専門的口腔ケアの必要性が大 主に看護・介護職員による介助 急性期→安定期，口腔ケア指導	セルフケアの普及と向上 専門的口腔ケア 施設職員による介助・誘導・見守り 家庭復帰へ向けての介護者への指導

表 3

老人福祉法	老人保健法	その他	医療法
特別養護老人ホーム 養護老人ホーム 軽費老人ホーム 老人デイサービスセンター 老人短期入所施設 ケアハウス	老人保健施設	有料老人ホーム	療養型医療施設 病院 診療所

う，効率的かつ効果的な口腔ケアのポイントについて指導する．

　現在，訪問歯科診療は多くの評価がなされているが，これまでは「在宅」を主体としたものであり，病院への対応は，一部の先生により行われていた．ここで，介護保険制度の実施に伴い，病院・施設への取り組みをはじめる歯科医師会もでてきている．その取り組みの中に口腔ケアを担う歯科衛生士として病院での活躍の場が広がることが期待される（表2）．

4．施設における口腔ケア

　要介護者が利用できる施設は，表3に示したように老人福祉法，老人保健法，その他（民間）それぞれに定める施設がある．老人福祉施設でも，これまでのように入所施設中心という考え方から，在宅における生活援助という在宅福祉サービスが強化されるようになってきている．

　また，「老人保健施設」は，病院から在宅への中間施設として在宅ケアの支援施設として家庭復帰を図る施設である．

　神奈川県歯科衛生士会では，平成11年度に県内の特別養護老人ホーム，養護老人ホーム，軽費老人ホームおよび老人保健施設等合計243施設に対して歯科保健の取り組み状況について調査を行った（回答率72.4％）．

　歯磨き介助については，自立45％，一部介助19.8％，全介助24.8％，磨いていない7.7％

であった．歯磨き介助をしない理由としては，時間がない，本人がいやがる，人手がないの順であった．また，入所者の歯や口のことで困っていることは，義歯の不適合が27.1％で最も多く，次いで摂食・嚥下についてが20.9％，むし歯や歯肉および口臭の問題がそれぞれ15.1％であった．歯科健診調査や歯科保健指導は，2/3の施設が実施していなかった（平成12年日本歯科衛生士会学術大会堀正子発表）．

最近では，施設職員からも，口腔ケアの重要性はわかっているので歯磨きは一応行っている．しかし，きちんとできているのかどうか誰も責任がもてない．やはり，口腔ケアに対する責任者，専門職が必要であることがいわれている．

1) 施設における口腔ケアの進め方

基本的には病院で行う口腔ケアと同じであるが，施設では入所者の人たちの「生活の場」として，また，家庭復帰へ向けての自分の口を清潔に保てるようセルフケアを中心とした自立の援助を基本とする．そして，その施設の実状と個人の特性の両面に配慮する．

①施設運営担当者や介護職員を対象に，口腔ケアが入所者の保健上重要なケアであることを理解してもらうよう，機会があるたびに話題としてとりあげる．
②口腔ケアについての職員の関心を高めるため，職員を対象とした勉強会や研修会を行う．
③定期的に口腔ケアの調査を行い，口腔ケアの成果を評価する．そして，さらに新しい口腔ケアの目標を設定する．
④歯科衛生士の「専門的口腔ケア」の役割を明確に示す必要がある．
⑤歯科のアセスメントに基づき，入所者一人ひとりの口腔ケアプランを作成して目標を示す．
⑥歯科専門職が配置されていない場合は，歯科職の指導を受けたスタッフが，生活指導のひとつとして口腔衛生が継続されるよう指導する．

参考文献
1) 日本歯科衛生士会編：歯科保健指導ハンドブック，医歯薬出版，東京，1998．
2) 日本歯科衛生士会発行：歯科衛生士が行う要介護者への「専門的口腔ケア」―実践ガイドライン―，東京，1999．
3) 北原　稔，白田チヨ：実践訪問口腔ケア，クインテッセンス出版，東京，2000．
4) 金子克子編：在宅看護論，金原出版，東京，1997．
5) 三浦　規，金森律子，中村美知子：在宅でのケア（ケアのこころシリーズ），インターメディカ，東京，1999．
6) 日本歯科衛生士会発行：日衛学誌，29：1，東京，2000．

（神奈川県歯科衛生士会　中川律子）

第2章

歯科関係者の係わりの必要性

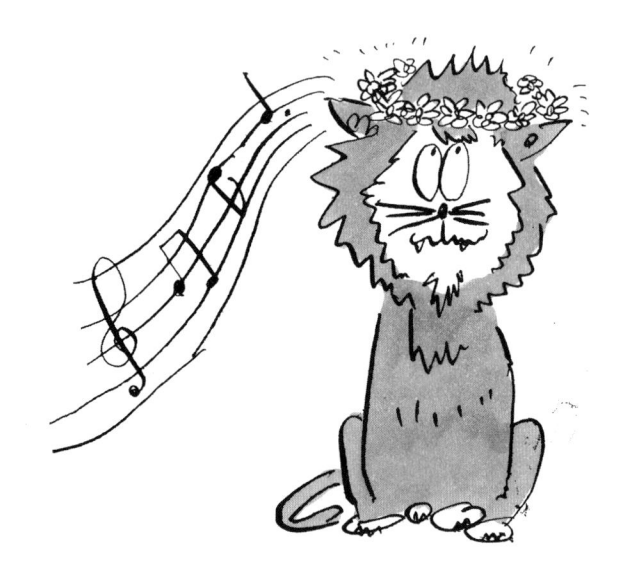

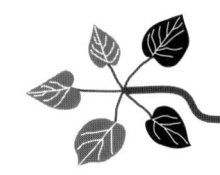

I. 口腔ケアを怠ると起こる問題

1. 口腔ケアとは

　口腔は人が生活をしていく上で多くの役割を担っている．おおよそ大別すると，「食べること」，「話すこと」，「呼吸をすること」である．また他にも，歯がないことで人前で笑えない，あるいは恥ずかしいと感じたりと，顔貌を構成する大きな一要素を伴っており，人が円滑な社会生活を営む上において精神的な自信を裏づけできるような役割をも担う場合がある．

　口腔ケアとは，これらの役割が患者さん自身で管理できなくなった場合に，介護者が口腔内を清潔に保つことによって，口腔の役割の維持・改善・回復を図って行くことであり，逆に口腔ケアを怠ると，これら口腔が担う種々の役割が障害を受けることとなる．具体的に起こり得る障害を鈴木[1]は次のようにあげている．

2. 口腔に起こる障害と全身への影響

口腔に起こり得る障害には，
① 食物が食べにくくなる
② う歯（むし歯）ができる（悪化する）
③ 歯周病（歯槽膿漏）になる（悪化する）
④ 歯や歯肉に疼痛や出血が見られる
⑤ 口臭が強くなる
⑥ 口腔粘膜や口唇が乾燥して切れたり出血したりする
⑦ 爽快感が欠如して気持ちが悪い
⑧ 味覚の低下

などがよく見られる．

　全身に与える影響として，
① 誤嚥性肺炎
② 病巣感染（口腔の病気が原因して他の部位に病気が発生もしくは悪化すること）
③ 口腔そのものに病変が発生する（悪性腫瘍など）

などがある．

　介護する視点から見ると，

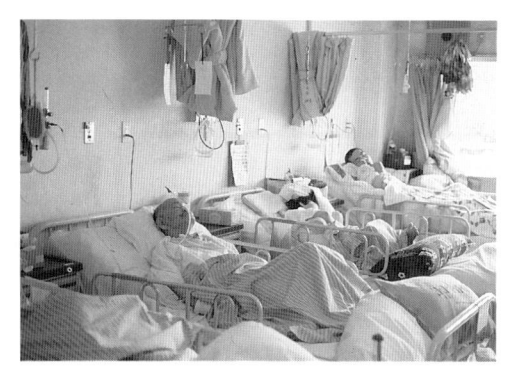

入院時の寝たきり患者さんの病室

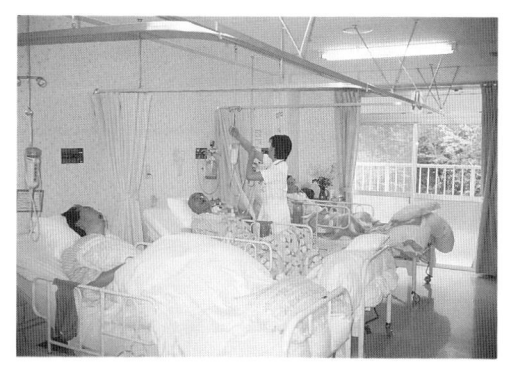

寝たきり患者さんの注入食（経管栄養法）による食事風景

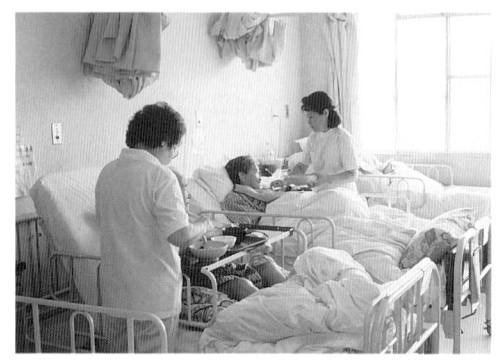

経口摂取のできる患者さんへの介助による食事風景

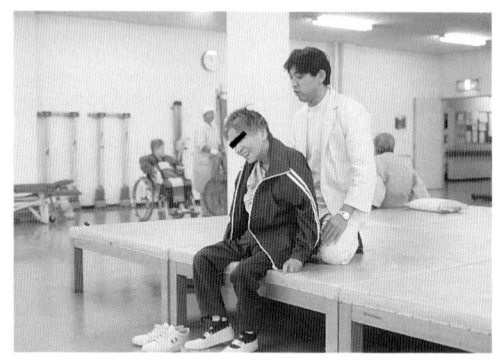

理学療法の座位保持訓練風景
この患者さんは寝たきりで経管栄養を施行されていた患者さんだった．

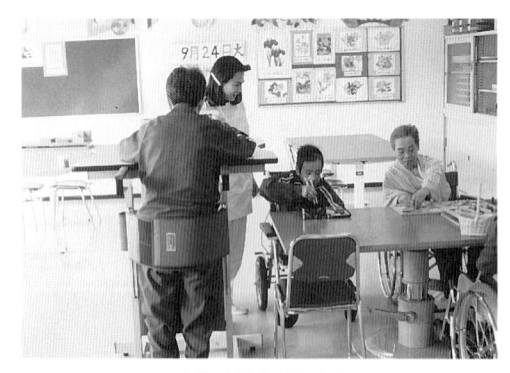

作業療法訓練風景
作業療法は主に日常生活動作（ADL）の訓練を行う．歯磨きはADLの整容訓練の一部であり，これら訓練への前処置として口腔ケアを行う．

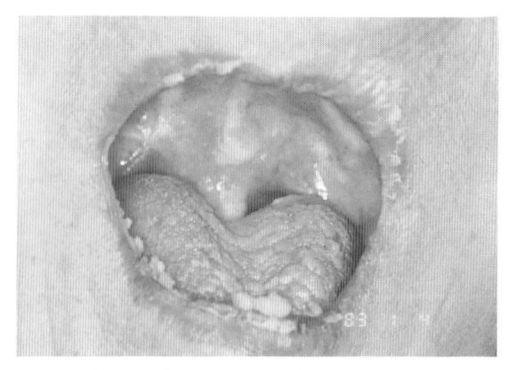

入院時の寝たきりの患者さんの口腔内
この患者さんは経管栄養を施行されており食事の経口摂取はしていない．

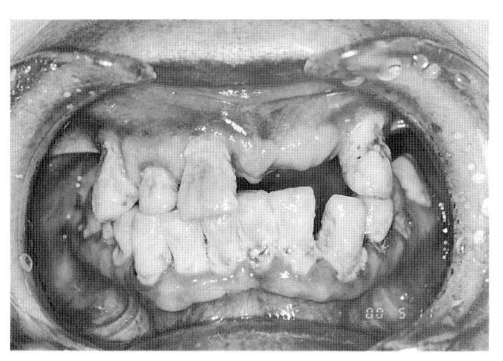

第2章 歯科関係者の係わりの必要性

入院時の他の患者さんの口腔内
この患者さんも経管栄養を施行．経口摂取はしていない．

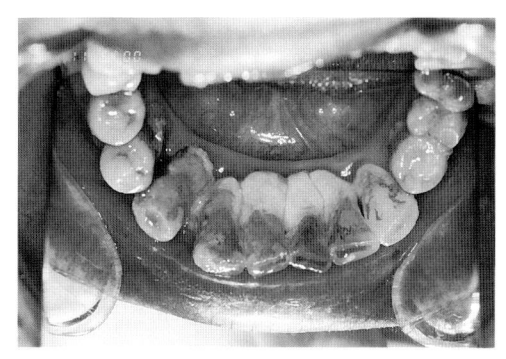

同じ患者さんの下顎口腔内
口腔内の細菌の活動性が高く，唾液も粘液質であり，もし唾液などの誤嚥があれば肺炎などの症状が発症する可能性が高い．

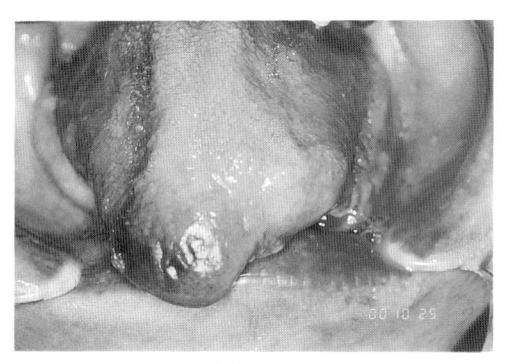

主尖部に腫瘍と潰瘍が形成されている．

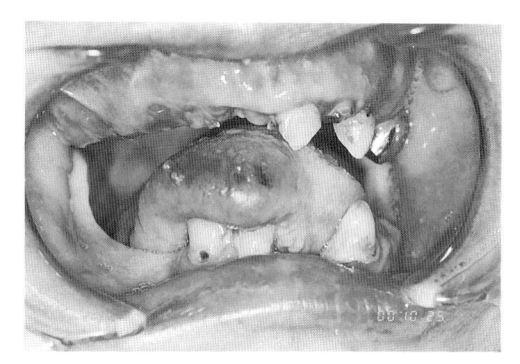

原因は，清掃不良によりカリエス（齲歯）が進行し，歯牙が破折し鋭縁部で舌に損傷を受けている．

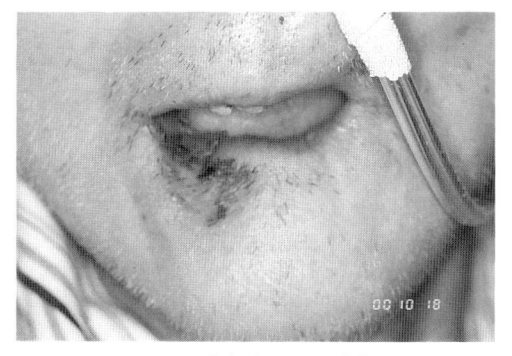

下口唇が，上顎の残存歯により咬傷を受けた患者さん．

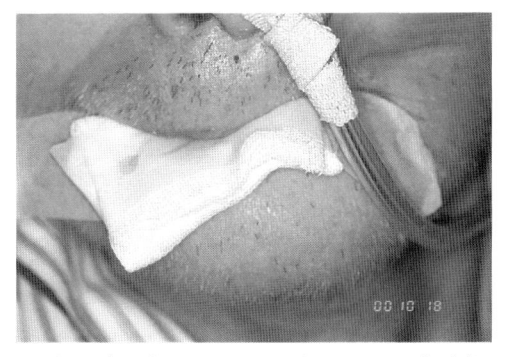

対応はガーゼなどによる干渉を行った．根本的な解決は抜歯あるいは義歯装着ぐらいしか考えられない．

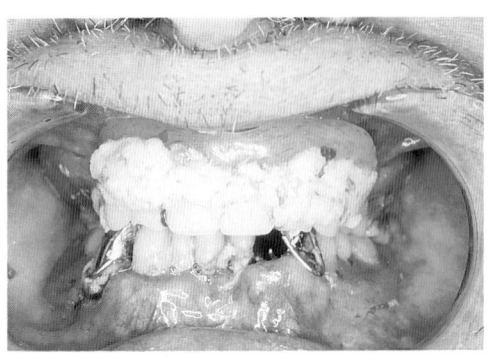

全身的な活動性の低い患者さんの食後の口腔内．この患者さんは食事時間も長く口腔周囲の諸器官の動きが悪い．

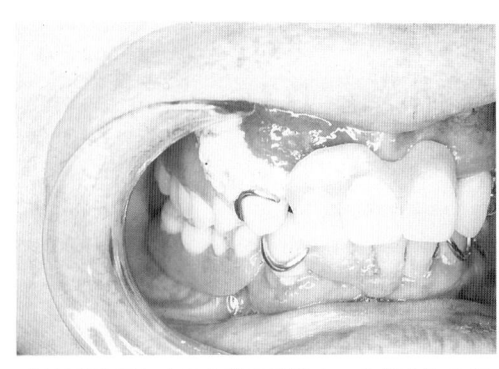

右麻痺患者さんの食後の口腔内．右側の鉤歯周辺に食物残渣がある．

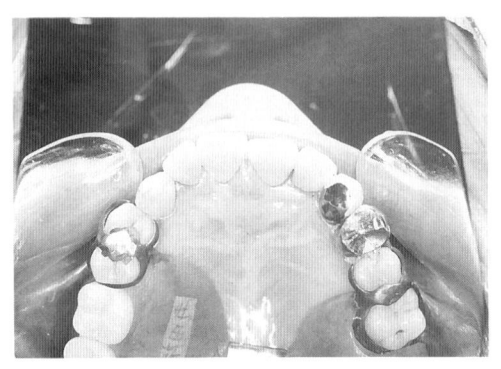

一見，清潔に見えている患者さんの口腔内．

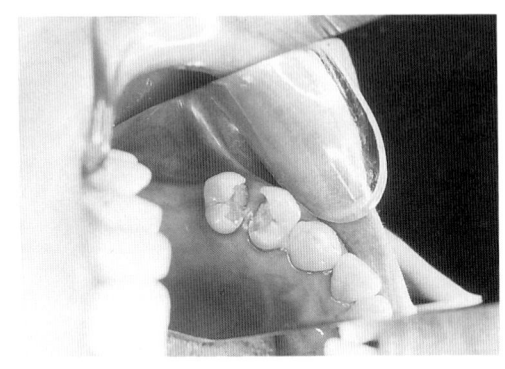

しかし義歯を外すと鉤歯部にはカリエスの進行が見られる．

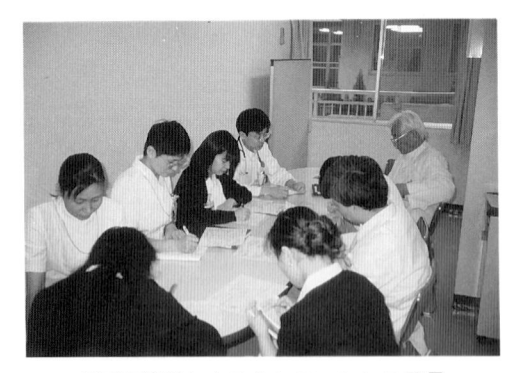

各医療職種によるカンファレンス風景 もちろん歯科衛生士も重要なメンバーの一人．カンファレンスにより患者さん個別のケアや治療方針を決定する．この中で，寝たきり患者さんへの対応としてまずあげられるのが，口腔ケアと食事機能療法の間接的訓練である．

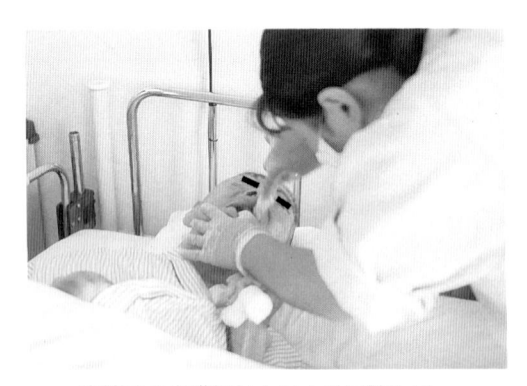

病棟での介護福祉士による口腔ケア．

① 食事時間が長くなる
② 調理に時間がかかる
③ 口が臭くて困る
④ よく発熱する

などと思われる．

それらを踏まえた上で，「口腔ケアQ＆A」[2]の中で山中は口腔ケアとは，口腔の疾患予防，健康の保持増進，リハビリテーションによるクオリティ・オブ・ライフ（QOL）の向上をめざした科学であり技術であると定義している．

また，口腔ケアは技術の面から考えるとさまざまなケアを必要とする患者さん（要介護者）にとって，一貫したケアの一部であり，他のケアと連動して，一連の流れとして行われるべきケアであると筆者は位置づけたい[3]．

いずれにしても，口腔ケアは「おいしく食べる」，「コミュニケーションをとる（話しをする）」，「安全な療養生活をする」ことなどに不可欠といえるであろう．

結果的に，口腔ケアが行われないと，前述されているように生活の質（QOL）の低下をきたすことが考えられる．

具体的に当院で行われている口腔ケアの位置づけから，仮に口腔ケアが行われなかった場合に起こり得る問題を考えてみる．

3. 当院での対処

当院は，リハビリテーション病院であるが，患者さんが疾患を発症し，急性期病院にて疾患への対応がなされた後に，後遺症（障害）をもって当院に入院されてくる高齢者の患者さんが多い．比較的残された障害が軽い患者さんの場合は問題なくリハビリテーション（理学療法，作業療法，言語療法，etc.）へ移行できるが，重度の障害を持ったまま入院される患者さんも少なくない．重度の障害を持った患者さんは全身状態が発熱などで安定せず，ほぼ「寝たきり」全介助であり，また意識障害があることも多いため，リハビリテーションの対象とならない場合も多い．

当院では，主にこのような患者さんを対象に身体機能面へのリハビリテーションを行う前の処置として口腔ケアが行われる．一般的な重度障害を持った患者さんの経過は，まず口腔ケアを行うことによって口腔内を清潔にし，誤嚥による発熱予防を行う，同時に口腔内を歯ブラシなどで刺激することによっての神経・筋機構の活性化を期待し，可能な限りの意識障害改善へのアプローチを行う．意識障害の改善がある程度みられた時点で，リハビリテーションの訓練が行われる．口腔ケアの最終目標は，可能な限りの自立的清掃であると考え，それに伴う運動機能面の改善と向上を目指す．この際，作業療法士との連携を取ることも多い．また重度障害を持った患者さんでは，口腔ケアとともに言語聴覚士による摂食機能療法も行われることも多い．

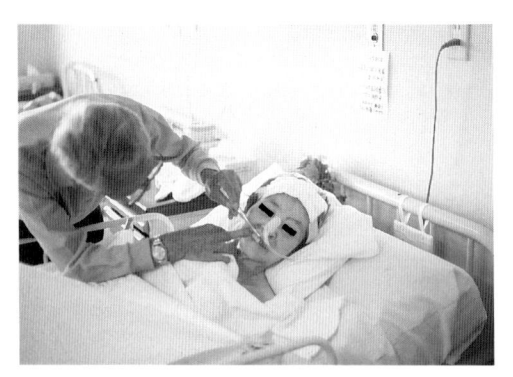

介護者（家族）による口腔ケア（歯磨き）の風景．

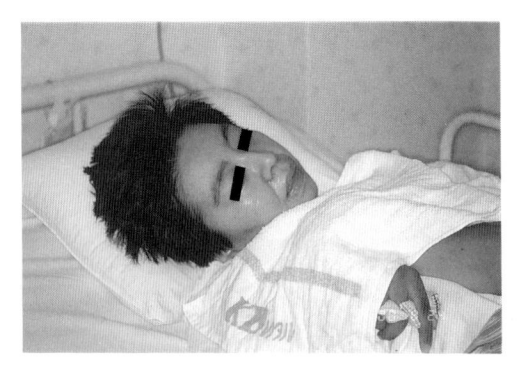

全介助，寝たきり患者さん
意識レベルも低く，認知障害あり．口腔ケア時開口量も極端に少ない．

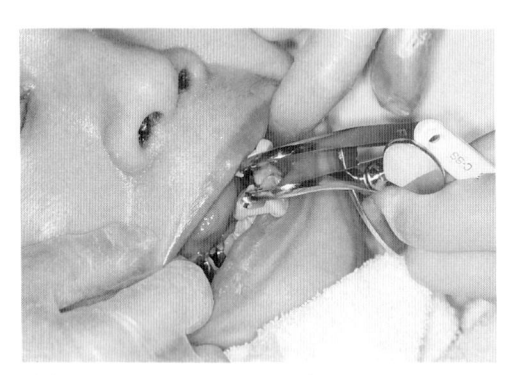

病棟での歯科衛生士によるプロフェッショナルケア（口腔ケア）．開口訓練のため，また口腔ケアのため，開口器を使用．

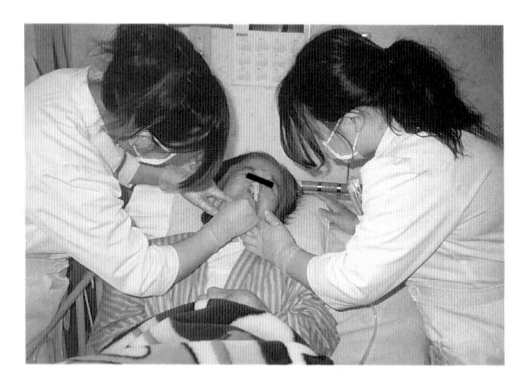

歯科衛生士による病棟でのスポンジブラシを使った口腔ケア．

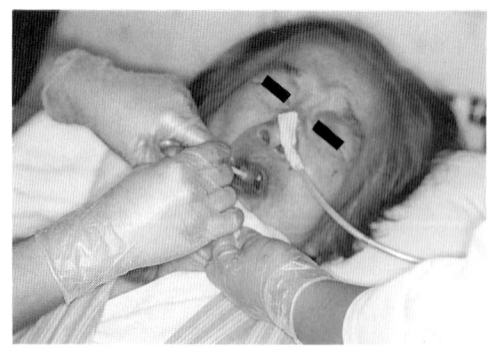

歯科衛生士による病棟でのスポンジブラシを使った口腔ケア．

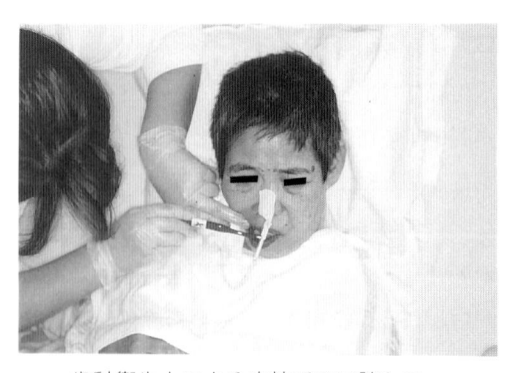

歯科衛生士による病棟での口腔ケア．

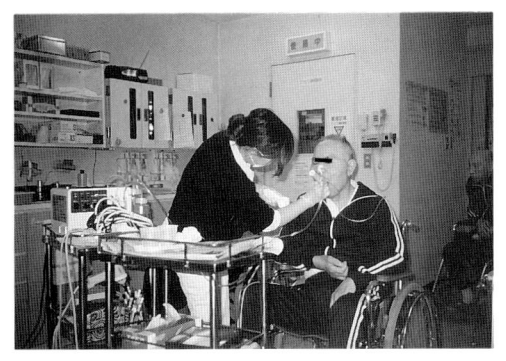

第2章 歯科関係者の係わりの必要性　63

歯科診療室での歯科衛生士による給吸ブラシを用いた口腔ケア風景
　患者さんは病棟でも口腔ケアを受ける（介護者と歯科衛生士による）．週2～3回診療室にも来てもらい集中的口腔ケアを行う．

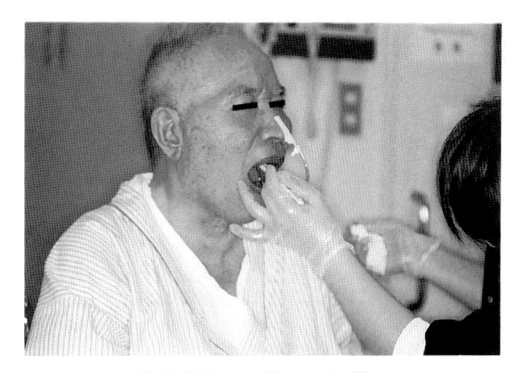

診療室での口腔ケア風景．

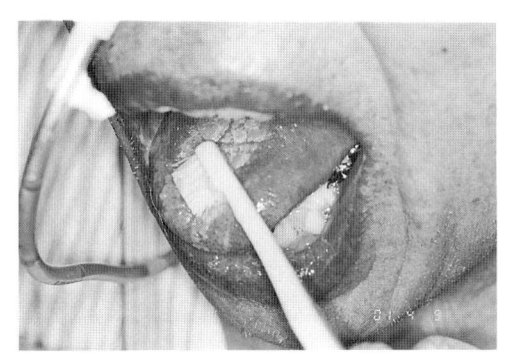

舌苔の清掃
奥から手前へかき出すように．

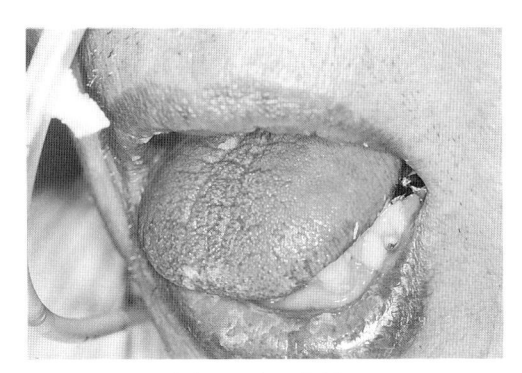

きれいになった舌．

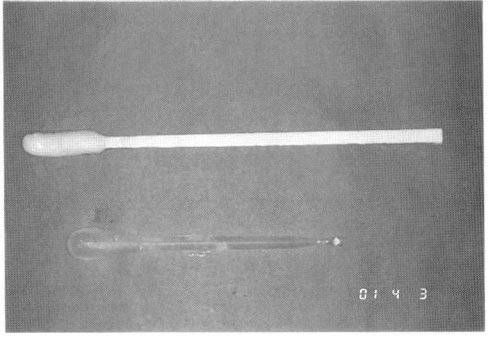

摂食機能療法において間接的訓練のアイスマッサージに用いる器具
　上は割箸にガーゼを巻き，水分を含ませ凍らせる．下は歯科用スポイトに水を入れ熱を加え封鎖，冷凍する．

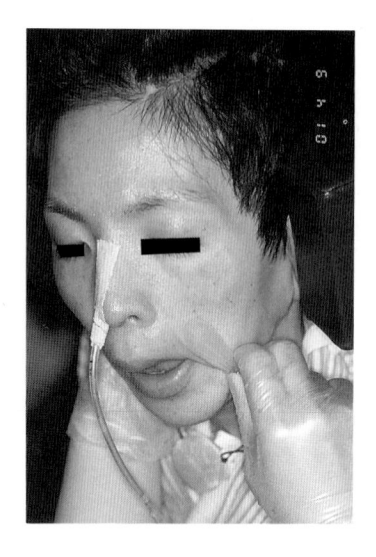

歯科衛生士によるアイスマッサージ
顔面，口唇，頬，頭部などの表面に刺激を与え，覚醒レベルを上げるのが目的．

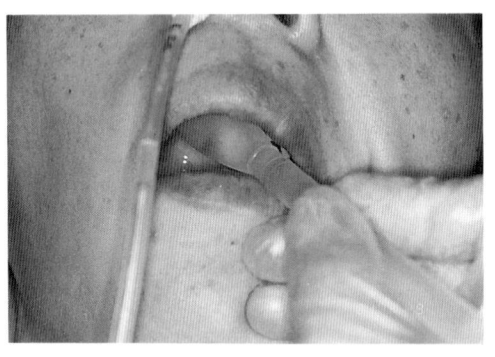

口腔から咽頭部へかけてのスポイトによるアイスマッサージ
スポイトによるアイスマッサージは口腔内に水分が貯留することなく誤嚥の可能性も低い．

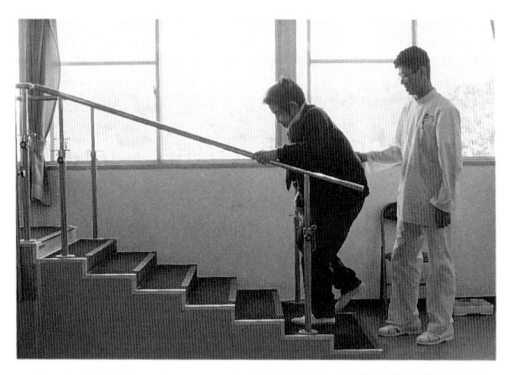

リハビリテーションの最終目的の階段昇降訓練風景
"寝たきり"から訓練までの中で口腔ケアは重要な位置づけを担っている．重要なポイントは患者さんの小さな変化も見逃さない目をもつことである．

　以上のことから，当院での医療上，口腔ケアの重要な役割を列挙すると，
- 口腔衛生状況の維持・改善による誤嚥性肺炎の防止
- 重度の障害を持った患者さんへの可能な限り早期からアプローチを行えるリハビリテーション的意味合いを持った口腔ケア．また口腔ケアを行うことによる廃用症候群の防止．
- 摂食・嚥下機能療法の間接的訓練
- 歯科治療終了後の口腔機能の維持

などがあげられる．
　上記のような口腔ケアには各々に重要な役割を持って機能しており，患者さんを中心とした多くの医療職種によるチームアプローチにおいても重要な位置付けを担っている．口腔ケアの

現場において,もう少し早くから口腔ケアをしていればと思う場面や,あるいは口腔ケアを行う事の効果を実感する場面が多くある.またこの口腔ケアが安全で円滑な入院生活や以後の在宅生活のベースとなっていると考えている.これらのことから口腔ケアが行われないと当院では,患者さんの精紳・身体機能面の多少のレベル低下は避けられない.

　口腔ケアは,患者さん自身の生命に関わる場合があり,患者さんのその後の生活にも大きく影響を与え,結果的に口腔ケアが行われないとQOLの低下をきたすことが考えられる.

参考文献

1) 鈴木俊夫監修:口腔ケア実践マニュアル,日本総合研究所,東京,1994.
2) 施設口腔保健研究会・日本口腔疾患研究所監修:口腔ケアQ&A,中央法規出版,東京,1996.
3) 老人の専門医療を考える会編:老人医療実践マニュアル,老人の専門医療を考える会,東京,1997.

（わかくさ竜間リハビリテーション病院歯科　糸田昌隆）

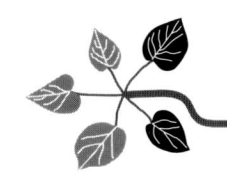

II. 専門職の境界

1. はじめに

近年，介護を必要とする人々に行う口腔ケアの有効性が科学的に立証され，その効果については，誤嚥性肺炎などの呼吸器感染症の予防，摂食機能障害の軽減による栄養状態の改善，さらには全身の健康や社会性の回復にもつながることが明らかにされている（図1）．そのため看護・介護職の間でも口腔ケアへの関心が高まり，また取り組みも始まっている．一方，歯科診療担当者として歯科衛生士が行う口腔ケアについては，口腔状態と全身状態とを考慮した質の高い「専門性」が求められ，さらに他の職種が行う口腔ケアとの違いについても問われている．

ここではセルフケアを行うことができなくなった人々に対し，歯科衛生士が行う「専門的口腔ケア」について，また継続性のある口腔ケア定着のために看護・介護職等が日常行う「日常的口腔ケア」との連携の取り方について述べていく．

2. 「障害を持った口腔」への対応

一般的に，介護を必要とする人とは，65歳以上で，しかも圧倒的に，脳卒中罹患経験のある人が多いといわれている．この人々の大半は，脳梗塞などにより一命を取りとめ治癒に向かっていても「麻痺」が残り，障害を抱えた生活を余儀なくされている．そのため口腔ケアに

```
①感染予防
   ・口腔疾患の予防（う蝕，歯周病等）
   ・呼吸器感染の予防（誤嚥性肺炎等）
②口腔機能の維持・回復                    → QOLの向上
   ・摂食・嚥下障害の改善
   ・口腔内爽快感，口腔感覚の向上に伴う食欲の増進
③全身の健康の維持・回復および社会性の回復  → 介護負担の軽減
   ・食欲増進による体力の維持・回復
   ・体力の維持・回復に伴うADL状況の向上
   ・言語の明瞭化および口臭の消失等によるコミュニ
    ケーションの改善
```

図1 口腔ケアの効果

```
┌─ 専門的口腔ケア ─────────────────┐
│  器質的ケア                      │
│  （専門的口腔清掃を目的としたケア）  │
┌──────────┐ ←                                │
│障害をもった口腔│                              │
└──────────┘ ←  機能的ケア                    │
│  （口腔機能維持・回復を目的としたケア）│
└──────────────────────────────┘
```

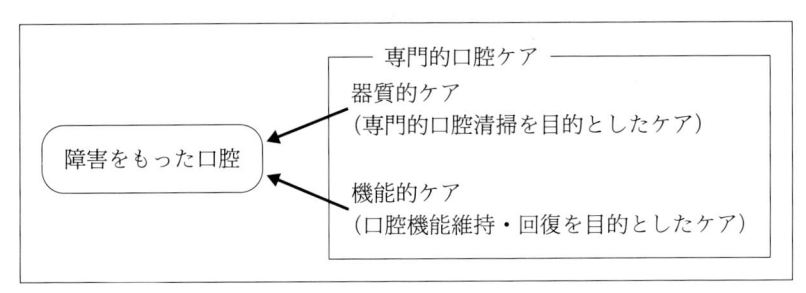

図2 障害をもった口腔へのアプローチ

ついても，従来からの診療室に来院する人々とは違った「障害の構造」の中で捉えることが必要である．

　脳卒中の場合，口腔機能に障害を有し，誤嚥がある者は，脳卒中発病直後では全体の20～40％，慢性期に入っては10％以下といわれている．しかし，誤嚥はしなくとも，先行期，準備期あるいは口腔期に問題があり日常の食事に不都合を訴えている者は約25％を占めている．また口腔機能に障害が表れるその他の原因には，パーキンソン病等の神経系難病，あるいは薬剤による副作用，また加齢による老人性機能減退も考えられ，それらを加えると口腔機能に障害を抱える人は，かなり高い数字になると推察される．

　このため要介護者に歯科衛生士が行う「専門的口腔ケア」については図2のように，従来からの口腔清掃を中心とした「器質的ケア」だけの対応では不十分であり，口腔の機能の維持・回復を行うための「機能的ケア」を併せ「専門的口腔ケア」としている．

3. 歯科衛生士の行う「専門的口腔ケア(Professional Oral Health Care)」とは

1)「専門的口腔ケア」とは

要介護者に行う歯科衛生士の「専門的口腔ケア」は次のように考えられている．

> 「専門的口腔ケア」とは口腔領域における疾患の予防，機能の維持・回復，ひいては健康と生活の質の向上のため，口腔保健や歯科医学の理論・知識に基づき，歯科保健医療の専門職が行う，口腔保健指導，専門的口腔清掃，口腔機能の維持・回復のための指導（訓練），歯科口腔領域の介護援助等の技術をいう．

（歯科衛生士が行う要介護者への「専門的口腔ケア」―実践ガイドライン―より）

　この場合の「専門的口腔清掃」とは，「専門的口腔ケア」の中核をなすもので，歯科衛生士が歯，舌，粘膜，義歯等の付着物などを機械的，化学的操作によって除去することをいい，術者磨きや歯石除去などもこれに相当する．一方，「口腔機能の維持・回復」とは摂食・嚥下機能が低下あるいは障害された要介護者に対して，機能減退に応じた食事介助や指導（訓練）を行うことをいう．

```
1. 口腔保健指導（要介護者および介護者に行う）
   1) 口腔衛生確保の必要性の説明
      ① 口腔疾患の予防
      ② 呼吸器感染症等の予防
      ③ 口腔機能維持・回復の必要性
      ④ 口臭予防，等
   2) 口腔清掃方法の指導
      ① 口腔内清掃法
      ② 義歯の着脱，清掃法
2. 専門的口腔清掃（術者による口腔清掃）
   1) 機械的口腔清掃    ・歯ブラシを用いた口腔清掃
                      ・歯ブラシ以外の清掃用具を用いた口腔清掃
                        （スポンジブラシ，歯間ブラシ，洗浄用具等）
                      ・歯石除去
   2) 化学的口腔清掃    ・口腔内の洗浄・洗口（洗口剤等使用）
   3) 義歯の清掃
      ① 機械的清掃     ・歯ブラシ，義歯用ブラシ，洗浄器具等
      ② 化学的清掃     ・義歯洗浄剤
3. 薬物塗布
4. 口腔機能の維持・回復
   1) 摂食姿勢や食事環境の指導
   2) 食物形態の指導
   3) 食事介助と機能回復の指導（訓練）
```

図 3 歯科衛生士が行う「専門的口腔ケア」の内容

なお，ケアの中で実際に行う内容については図3のようであり歯科衛生士がこのような「専門的口腔ケア」を歯科医師等との連携の下で積極的に行うことで，要介護者に対する介護の質の向上，あるいは介護負担の軽減にも役立つことができると考えられる．

2)「専門的口腔ケア」の基本的な流れ

歯科衛生士が行う「専門的口腔ケア」の基本的な流れは図4のようである．「専門的口腔ケア」を必要とする要介護者の多くは，いくつかの疾病，あるいは身体，知的障害を抱え，また，多種多様な薬を服用している．さらに介護状況および社会資源の利用（介護保険で利用するサービス）についてもさまざまである．そのため，歯科衛生士が「専門的口腔ケア」を行う際には，まず要介護者および介護者の情報収集（アセスメント）を十分に行い，状況を適切に把握しておくことがきわめて大切になる．また，効果的な口腔ケアを実施するためには，アセスメントに基づき口腔ケアプランの作成を行うことが必要である．プラン作成に当たっては，介護者や他職種にも協力を依頼し，毎日口腔ケアが継続して行われるよう心がけることが大切である．

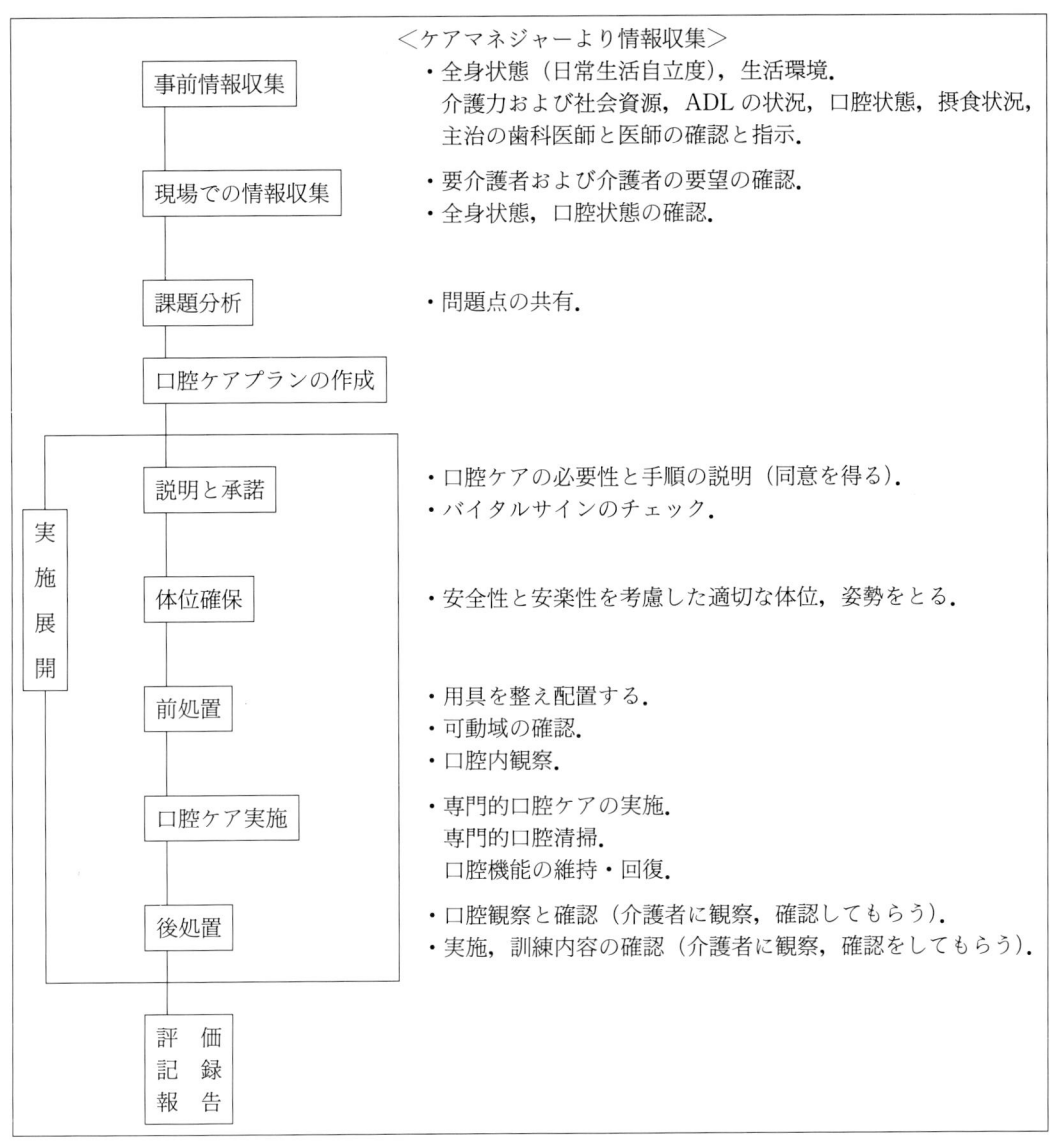

第2章 歯科関係者の係わりの必要性

```
事前情報収集 ─── <ケアマネジャーより情報収集>
              ・全身状態（日常生活自立度），生活環境，
                介護力および社会資源，ADLの状況，口腔状態，摂食状況，
                主治の歯科医師と医師の確認と指示．

現場での情報収集 ・要介護者および介護者の要望の確認．
              ・全身状態，口腔状態の確認．

課題分析     ・問題点の共有．

口腔ケアプランの作成

実施展開
  │
  ├─ 説明と承諾   ・口腔ケアの必要性と手順の説明（同意を得る）．
  │              ・バイタルサインのチェック．
  │
  ├─ 体位確保    ・安全性と安楽性を考慮した適切な体位，姿勢をとる．
  │
  ├─ 前処置     ・用具を整え配置する．
  │            ・可動域の確認．
  │            ・口腔内観察．
  │
  ├─ 口腔ケア実施 ・専門的口腔ケアの実施．
  │              専門的口腔清掃．
  │              口腔機能の維持・回復．
  │
  └─ 後処置     ・口腔観察と確認（介護者に観察，確認してもらう）．
              ・実施，訓練内容の確認（介護者に観察，確認をしてもらう）．

評価　記録　報告
```

図 4 「専門的口腔ケア」の基本的な流れ

3) 器質的ケア（専門的口腔清掃を目的とした口腔ケア）

(1) 専門的口腔清掃とは

歯科衛生士が行う「専門的口腔清掃」とは，「専門的口腔ケア」の中核をなすもので，歯，舌，粘膜，義歯等の付着物などを機械的，化学的操作によって除去することをいい，術者磨きや歯石除去などもこれに相当する．

(2) 専門的口腔清掃の実施方法

歯科衛生士が行う「専門的口腔清掃」は，その使用する用具・器材・薬剤から

・機械的口腔清掃
・化学的口腔清掃　　　に分けられる．

また，要介護者の状況により清掃方法は，
・歯磨き法
・洗口法
・口腔清拭法
・口腔洗浄法　　　に分けられる．

　要介護者の置かれている状況は，在宅・施設・病院を問わず一部介助で本人が歯磨きを行うことのできる人から，全介助を必要とする人，または，急性期から終末期の人までさまざまである．このため口腔の疾患，および誤嚥性肺炎をはじめとする器質的な健康障害の改善のため行う「専門的口腔清掃」の実施にあたっては，全身状態と口腔状態に応じ，また残された機能を十分に活用した方法をそれぞれ選択し，効果的に行うことが重要である．なお，「専門的口腔清掃」の基本的流れは図5のようである．

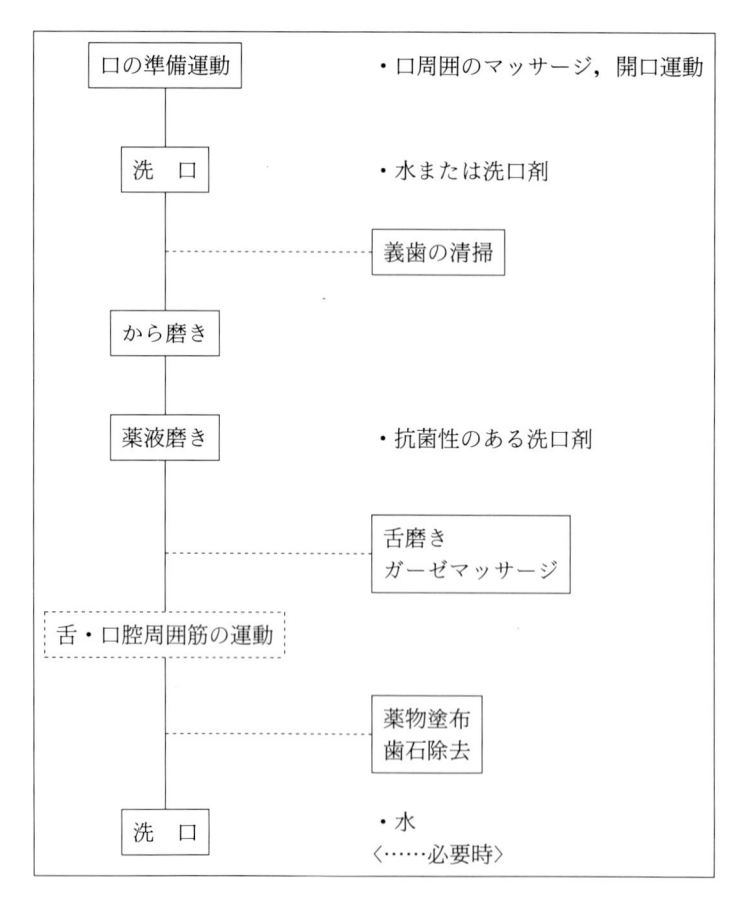

```
口の準備運動 ── ・口周囲のマッサージ，開口運動
    │
   洗　口 ── ・水または洗口剤
    │┄┄┄┄ 義歯の清掃
    │
   から磨き
    │
   薬液磨き ── ・抗菌性のある洗口剤
    │┄┄┄┄ 舌磨き
    │       ガーゼマッサージ
 舌・口腔周囲筋の運動
    │┄┄┄┄ 薬物塗布
    │       歯石除去
   洗　口 ── ・水
            〈……必要時〉
```

図5　「専門的口腔清掃」の基本的な流れ

4) 機能的ケア（口腔機能の維持・回復を目的とした口腔ケア）

摂食・嚥下に係わる口腔機能が障害されると，食事を上手に摂取することが困難となり，低栄養，脱水を招きやすくなる．また，食事中にむせる等の苦痛が続くと食事に対する不安感から口を動かすことが少なくなり，廃用症候群をも起こしてくる．このような要介護者に対し，口腔の機能の減退を早期から評価し，機能減退を補う介護や専門的な指導（訓練）を行うことはきわめて大切である．なお，機能減退や機能障害に対する介護方法や指導（訓練）の内容は，図6のように3つの領域からの専門的な対応が必要である．実施に当たってはこの3つを平行して行うことが大切である．

- 摂食姿勢や食事環境の指導
- 食物形態の指導
- 食事介助と機能回復の指導（訓練）

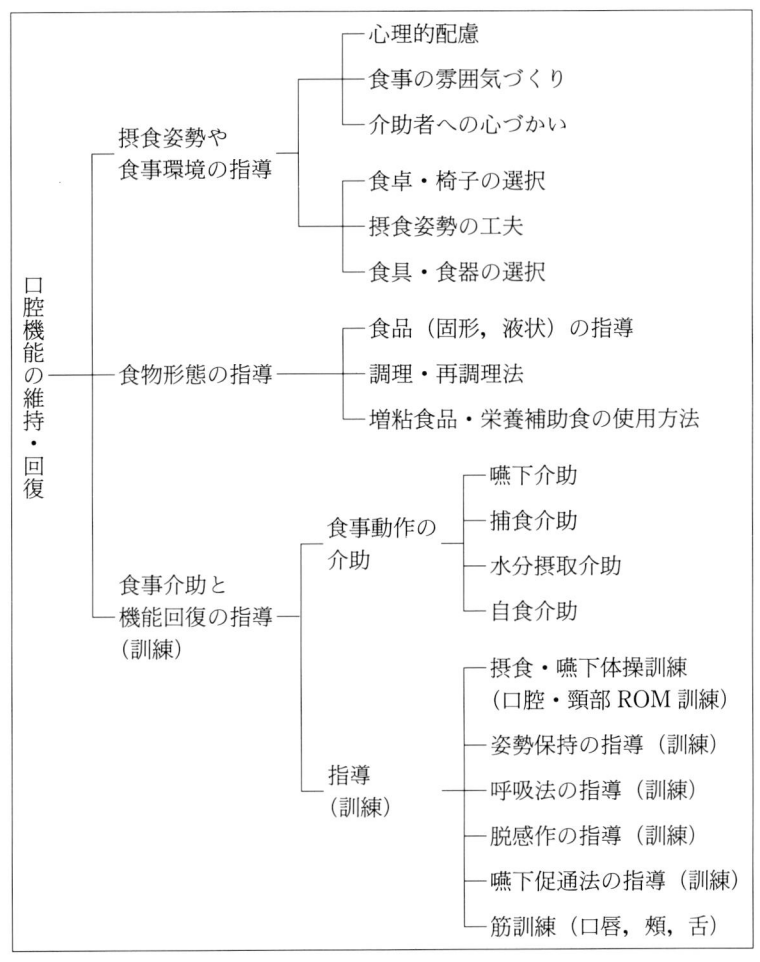

```
口腔機能の維持・回復
├─ 摂食姿勢や食事環境の指導
│    ├─ 心理的配慮
│    ├─ 食事の雰囲気づくり
│    ├─ 介助者への心づかい
│    ├─ 食卓・椅子の選択
│    ├─ 摂食姿勢の工夫
│    └─ 食具・食器の選択
├─ 食物形態の指導
│    ├─ 食品（固形，液状）の指導
│    ├─ 調理・再調理法
│    └─ 増粘食品・栄養補助食の使用方法
└─ 食事介助と機能回復の指導（訓練）
     ├─ 食事動作の介助
     │    ├─ 嚥下介助
     │    ├─ 捕食介助
     │    ├─ 水分摂取介助
     │    └─ 自食介助
     └─ 指導（訓練）
          ├─ 摂食・嚥下体操訓練（口腔・頸部ROM訓練）
          ├─ 姿勢保持の指導（訓練）
          ├─ 呼吸法の指導（訓練）
          ├─ 脱感作の指導（訓練）
          ├─ 嚥下促通法の指導（訓練）
          └─ 筋訓練（口唇，頬，舌）
```

図6 摂食・嚥下障害者への対応法

(1) 摂食姿勢や食事環境の指導

　誤嚥をなくし，減退した摂食機能を十分に引き出す食事姿勢の指導は，口腔機能の指導（訓練）と同様に摂食機能回復には不可欠である．摂食姿勢や食環境指導を行うことで，誤嚥の予防のみならず，食事による体力の消耗や軽減あるいは，心理的拒食等の予防になるといえる．

(2) 食事形態の指導

　摂食・嚥下障害の内容と程度の評価をもとに食物の形態・調理形態を指導し，事故の防止とともに，低栄養や脱水などの改善を図ることが大切である．

(3) 食事介助と機能回復の指導（訓練）

　摂食・嚥下機能減退のある要介護者に対し，機能障害の評価に基づいた食事介助法の指導や機能回復訓練を行うことが必要になってくる．摂食・嚥下の機能障害は，義歯などの補綴対応だけでは解決できないものも多く，口唇，頬，舌等の筋群に対して，機能の維持や回復のための指導（訓練）を行うことが必要である．

　以上述べたように歯科医療担当者としての歯科衛生士による「専門的口腔ケア」は，高齢者に多くみられる歯根面う蝕，加齢とともに増加する歯周疾患，舌炎，義歯性口内炎などの口腔疾患，あるいは誤嚥性肺炎に代表される呼吸器感染症などを予防し，さらには多く脳卒中後遺症等にみられる口腔機能障害の改善をもたらすことができる．またこのように口腔内の清潔を保持し，口腔機能を維持することは，介護を必要とする人々の楽しみの一つといわれる「食べる楽しみ」を最後まで支援することにも通じ，QOL の向上にも大きく役立つと考えられている．

4. 口腔ケアの定着

1) 口腔ケア定着のための協力体制

　介護を必要とする人々の口腔内の清潔を保持し，口腔機能の維持回復を図るには，歯科医師による「訪問歯科診療」と歯科衛生士による「専門的口腔ケア」など歯科医療担当者の係わりは不可欠といえる．しかし，一方でその対応だけでは多くの人々の口腔内の改善は望めない．疾患，高齢，痴呆などにより身体，あるいは知的障害を抱えセルフケアができなくなった人々の口腔内の改善を図るには図7にみられるように家族介護者やホームヘルパーが行う「日常的口腔ケア」が定着することがまず第一に必要であり，それとともに専門職による「専門的口腔ケア」が必要となる．そのため歯科衛生士も訪問指導実施に当たっては，継続した日常の口腔ケアを確保する視点から口腔ケアを捉えることが重要であり，確保に当たっては家族介護者を含め多くの看護・介護職の協力が必要となる．このため歯科衛生士は，口腔の専門家として，口腔ケアが継続できるよう，関連職種に依頼をし，また自ら専門的立場からケアの質確保のために直接関わることがきわめて重要である．

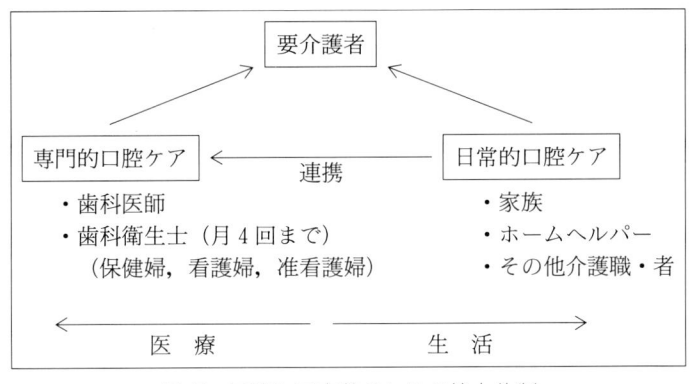

```
        ┌─────────────────────────────────────────────────┐
        │                    要介護者                      │
        │              ↗              ↖                   │
        │   ┌─────────────┐  連携  ┌─────────────┐        │
        │   │ 専門的口腔ケア │ ←──  │ 日常的口腔ケア │       │
        │   └─────────────┘        └─────────────┘        │
        │    ・歯科医師              ・家族                 │
        │    ・歯科衛生士（月4回まで） ・ホームヘルパー        │
        │     （保健婦，看護婦，准看護婦）・その他介護職・者    │
        │                                                 │
        │   ←──────  医 療  ───── 生 活  ──────→         │
        └─────────────────────────────────────────────────┘
```

図7 口腔ケア定着のための協力体制

2) 介護保険制度下における「口腔ケア」の位置づけ

介護保険実施を機に多くの職種が口腔ケアに取り組みを始めている．この制度のもとでは，各専門職が行う口腔ケアは次のように位置づけられている．

(1) 日常的口腔ケア

・日常の口腔ケア

本人，家族，あるいは施設においては介護スタッフ等が日常生活の中で行う口腔ケアで，基本的に毎食後行うことが大切である．

・訪問介護

訪問看護は，介護保険のサービスの1つとしてホームヘルパーが居宅を訪問して，入浴，排泄，食事など身の回りの世話を行うことである．歯磨きや義歯の手入れ，口腔の清掃といった日常の口腔ケアは，この介護に含まれる．

・訪問看護

訪問看護は，介護保険のサービスの流れの1つとして看護婦や理学療法士などが，居宅を訪問して，療養上の世話や診療補助などを行うことである．口腔ケアは看護にも含まれ看護や療養上必要な世話の観点から行う．

・訪問リハビリテーション

訪問リハビリテーションは，理学療法士や作業療法士が居宅を訪問し，機能維持・回復のためにリハビリテーションを行うことである．食べる機能や口腔機能に問題が生じている場合は，口腔リハビリテーションとして対応をする．

(2) 歯科衛生士による「専門的口腔ケア」

要介護の認定を受けている場合は，介護保険のサービスの1つである「居宅療養管理指導」で対応する．認定がない場合には，「在宅訪問歯科衛生指導」として医療保険の中での対応となる．また歯科医師の指示の下では，保健婦・看護婦・准看護婦などが行う指導も「居宅療養管理指導」として算定可能である．なお，歯科医学的管理の立場から療養上必要な指導として

行う歯科衛生士の「専門的口腔ケア」は，「日常的な口腔ケア」にあわせ週一回を目安に行うことができる．なお，「専門的口腔ケア」の1つである口腔機能の回復を目的として行う口腔リハビリテーションは，摂食機能療法（月4回まで）として医療保険での算定になる．

参考文献

1) 日本歯科衛生士会編：歯科衛生士が行う要介護者への「専門的口腔ケア」―実践ガイドライン―，日本衛生士会, 東京, 1999.
2) 日本歯科衛生士会編：歯科保健指導ハンドブック, 医歯薬出版, 東京, 1999.
3) 愛知県歯科医師会編：高齢者ケアチームのために口腔ケアプラン, 厚生科学研究所, 東京, 1997.
4) 植田耕一郎：脳卒中患者の口腔ケア, 医歯薬出版, 東京, 1999.

（日本歯科衛生士会常務理事　足立三枝子）

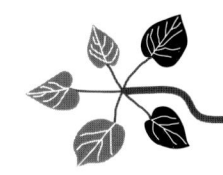

III. 口腔内をみて気づくこと

1. 高齢者に接する前に

1) 要介護高齢者の特徴

　人が何らかの疾患により介護が必要な状態になるということは，今まで自分でできたことのうちのいくつかはできなくなるということである．疾患が起こっても適切な医療を受けることにより完治する場合もあれば，残念ながら完治せず障害が残る場合もある．完治しないまでも，社会復帰ができる人は自立した生活を送ることが可能であるが，在宅で障害を抱えたまま社会生活を送るのは非常に大変なことである．

　介護を必要とする高齢者の場合は，何らかの障害を抱えて生活している場合がほとんどである．日常生活にさえ不自由を強いられている高齢者の場合，きちんと歯磨きをしたりすることは不可能に近いのが現実である．もっとも，日常の臨床で出会う健常者でさえ歯磨きをきちんとできない人もいる．そういったことからも，要介護高齢者に自分で口の中の手入れをしてもらうことは非常に困難であることに遭遇する．

　それでも，歯科医院に何らかの手段を利用して通院できる人は適切な歯科治療を受けることが可能であるが，歯科医院に行きたくても行けない人がまだまだ大勢いると思われる．むし歯や歯周病が治療されないまま放置されていることは珍しくないが，よく聞いてみると「もう何年も歯磨きしてないんですよ」とか「このところ全然入れ歯をはずしてません」といった状態におかれている高齢者もいる．特に介護の必要な高齢者の場合，口の中をみて，悪いところだけ直して「はいこれで治療は終わりです」とはいかず，治療終了後のケアもたいへん重要である．家庭や施設での口腔に関するケアの方法はどうしたらよいのかについて指導していくことも念頭におき，要介護高齢者をみていく必要がある．

　特に，要介護状態になった高齢者の場合は，好むと好まざるとに関わらず，家の中に閉じこもりがちで，治療やケアに対しても消極的な抑うつ状態にあることが多い．そうした高齢者の精神的な側面も十分に配慮して接する必要がある．

　治療に関しては従来どおり医療保険で行うが，介護保険の対象となる高齢者の場合は治療終了後の管理や指導を介護保険を利用して行うことになる．介護保険は施行されてまだ間もないことから，介護保険の利用に際しては本人や家族等によく説明し同意を得ることが必要である．

2) 介護保険との係わり

　介護保険の施行とともに，あるいは訪問歯科診療の普及とともに，医師による往診だけでなく，歯科医師が要介護高齢者を診療する機会も増加してきた．こういった法的整備に伴い，障害があるために通院できず，歯科治療を受けられずに放置されたままになっている高齢者の数は減少していくことが期待される．

　しかし，現状における要介護高齢者の口腔内は健常人とはほど遠い状況になっており，思いもよらない状態のまま生活している人が多く存在する．2000年4月からの介護保険の施行ということで，高齢者のおかれている環境が非常に注目されているが，それと同時に口腔内の諸問題も浮上してきている．今まではなかなか表面化されにくかった介護を必要とする高齢者の口腔内の状況が，介護保険が成立していく過程の中で注目されてきたためである．

　要介護高齢者の治療や口腔ケアをはじめる前に，その人の生活背景や，家族構成，周囲に協力してくれる人はいるかなどといった点も考慮しなければならない．なぜなら，治療後の管理が可能な体制ができていないと口腔の健康を保つことが不可能であるからだ．治療が完了しても，その後のケアができないと，すぐにまた疾患が再発することとなる．

　介護保険は歯科とは無関係でなく，介護保険制度の中に歯科的な内容のことも含まれている．ケアプランを計画する前の情報収集の手段として，複数あるアセスメント方法（MDS-HCや三団体ケアプラン策定研究会方式など）を利用して高齢者に対しアセスメントを行うことになるが，どの方法を利用してもその中の項目に必ず口腔に関する事項が含まれている．

　要介護あるいは要支援の高齢者がどのようなサービスを受けているのか，ケアを担当しているスタッフはサービス全体を把握しておくとよい．ケアをするスタッフの人にはぜひ，歯科関係者の介入があるのかどうかという点にも注意して頂きたい．歯科医療従事者も介護の現場に積極的に参加して，ケアチームの一員として高齢者の生活をよりよい環境にするために努力しているところである．具体的には歯科医師による居宅療養管理指導や歯科衛生士による訪問歯科衛生指導が介護保険からの給付を受けることができるので，治療だけでなく，高齢者にとって必要と思われる療養上の指導を行い管理をしていくことが可能となった．

　歯科関係者の直接的・専門的な治療やケアだけでなく，訪問看護婦やヘルパーなどの職種の人々の協力を得て，日常の歯磨き等の口腔に関する健康管理を実現していく環境が整備され始めたところであるといえる．

3) ケアマネジャーとの係わり

　要支援・要介護状態にある高齢者の歯科治療や口腔ケアを行っている人は，高齢者の口腔内だけをみるのではなく，対象患者の健康上の問題に気づいた場合には，積極的に助言をし，適切な処置が受けられるようにしていくことも大切である．

　口腔内をみる場合に，疾患だけをみるのではなく，口腔の状況が今なぜこのような状態に

なっているのかを知る必要がある．要介護高齢者の生活歴を知ることが今後の診療の進め方や，よりよい療養環境を提供するきっかけになり得るのである．

　高齢者をとりまく状況に関する情報を得ようとするときに大変重要な存在なのは，高齢者に近い立場にいるケアマネジャーである．介護認定を受けている高齢者であれば，大抵の場合そこにケアマネジャーの介入があるはずである．介護認定を受けた高齢者のケアプランを作成するために，ケアマネジャーは対象となる高齢者に関する情報持っているので，高齢者の介護に関しては非常に重要な存在となる．現在はまだケアマネジャーと深くかかわりのある高齢者は多くはないと思われるが，介護保険の浸透とともにケアマネジャーとの関わりも増えていくことだろう．

　われわれ歯科医師も，診療や療養上必要であればケアマネジャーと密に情報交換をしていかなければならないと考えている．今までも全身状態が悪く多様な合併症をもつ患者に関しては，主治医と連絡を取ったり，情報の授受をしているのが普通である．今後はケアマネジャーも情報源としての重要な役割を担っていくことであろう．

　可能なかぎり患者の望む療養環境を提供できるように，歯科的立場からどのようなサービスを提供するのがよいのか情報提供する機会も増加するだろう．ケアマネジャーは担当している要介護高齢者に関する情報を最も多くもっているので，診療上必要である場合には積極的に情報交換をして，高齢者にとってよりよいサービスを提供できるようにケアプランを作成していく立場にある．歯科治療を施している要介護高齢者に関する情報をどれだけ正確に多く入手できるかは，治療やその後のケアの方針を決定するために重要なことである．

　高齢者からの希望もなく，ケアマネジャーに歯科的な内容に関心がないと，必要なサービスとして検討もされず，ケアプランに組み込んでもらえないこともある．しかし，現在では口腔の状況に関心を持ってもらおうという歯科関係者の積極的な活動の成果と介護に関わる人の口腔ケアに対する認識が高まってきていることから，口腔内に関する問題が見落とされることは少なくなってきたように思う．

4）　誰がケアをしているのか

　自分の身の回りのことを自分でできる人の場合は，口腔清掃のポイントや義歯の取り扱い等，丁寧に指導してあげるだけでも効果がある場合がある．しかし，障害の度合いが高くなると自分でやっているとはいっても，十分にできていない場合が多く，自分でできるからといってそのまま放置していると，口腔内の疾患に気づかずに悲惨な状況になっていく場合が非常に多い．家族や訪問スタッフの協力なしには，高齢者の観察やケアの継続は成り立たない．

　在宅において要支援・要介護状態の高齢者の場合，配偶者や子ども等の家族によるケアを受けているか，あるいは施設のスタッフや訪問スタッフにケアを受けているのが実情である．ケアマネジャーや医師・歯科医師等により提案されたサービスをすべて受け入れてくれるケース

では，必要と思われるサービスを提供できるが，本人や家族にケアを拒否される場合も多いのが現実である．実際に高齢者のケアを行う人たちの認識の違いにより，口腔の健康に対する関心が異なるのも事実である．高齢者にとって家庭で必要なのは専門的な口腔ケアではなく，誰にでもできる口の中の手入れをしてもらうことが目標である．

　在宅で，特に家族が中心となって高齢者の介護を行っている場合には，お互いに感情的になりやすく，両者が精神的にも肉体的にも疲労していることが多い．家族に口腔の管理を指導するときには，できるだけ長続きするような無理のない必要最低限の口腔清掃を指導するように努めている．必要最低限とは，うがい，歯ブラシによる歯磨き，ガーゼ等による口腔内の清拭のうち，どれかできることでよいと思う．

　ただ，高齢者も自尊心というものがあり，なかなか人にしてもらうという行為を受け入れてくれない場合も多いので，根気よく対応する姿勢が必要である．特に，口の中を触られるのが嫌いな人は意外と多いもので，実際に口腔清掃を行おうとするとなかなか口を開けてもらえずに苦労されているスタッフも多いと思われる．

　施設に入院・入所してケアを受けている高齢者の場合は，個々の疾患や障害の状態に合ったケアプランが決まっており，多くの場合義歯の清掃や口腔ケアなどの項目も含まれているのが普通だろう．施設に歯科関係者が関わっている場合には，スタッフと歯科関係者がチーム作りをしてお互いに協力し合うことで，よりよいケアを提供することが可能であると考えている．

　問題なのは，口の中を触られるのを嫌がる人や，痛がる人，歯肉等からの出血が多く認められる場合など，スタッフが怖がってしまいそのまま放置されてしまうことである．そういったケアの難しいケースでこそ歯科医師や歯科衛生士と相談して，どのように対応すればよいか検討することが必要である．

2．要介護高齢者の口腔内の実態

1）疾患別の特徴，全身状態との関連

(1) 脳梗塞後遺症，多発性脳梗塞などで四肢のどこかに麻痺がある場合

　左右どちらか一方に身体の麻痺が認められる場合（片麻痺），口腔内を観察してみると麻痺側に食物残渣が残りやすい傾向がある．障害のため歯磨きがうまくできないか，食物が残っていても麻痺側の感覚の消失・異常のため気づいていないことによって起こる現象である．障害の程度が軽い場合には，意識的に気をつけて手入れをしてもらうか，自分でできないときや理解してもらえないときは周囲のケアを担当する人にひとことアドバイスしておけば，適切な処置を施すことが可能である．ただし，適切なケアを受けることができず，食物残渣が長期間にわたり放置されていると，麻痺側のう蝕（虫歯）が急激に進行したり（図1），歯肉の炎症がひどくなってきたりする．こういった口腔環境は，敗血症など全身状態の悪化も引き起こす可能性があるので十分に注意する必要がある．

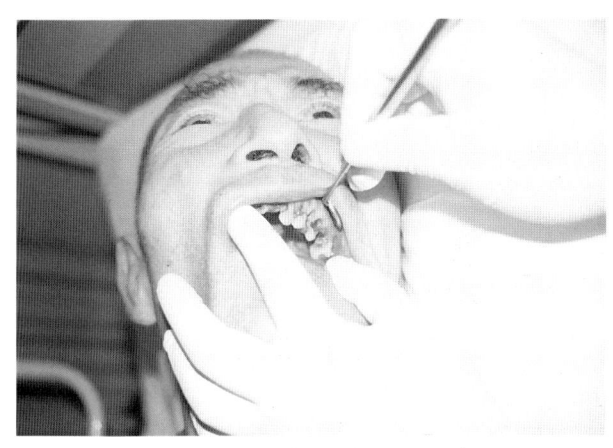

図1 食物の停滞により頬側歯頸部のう蝕が進行している．

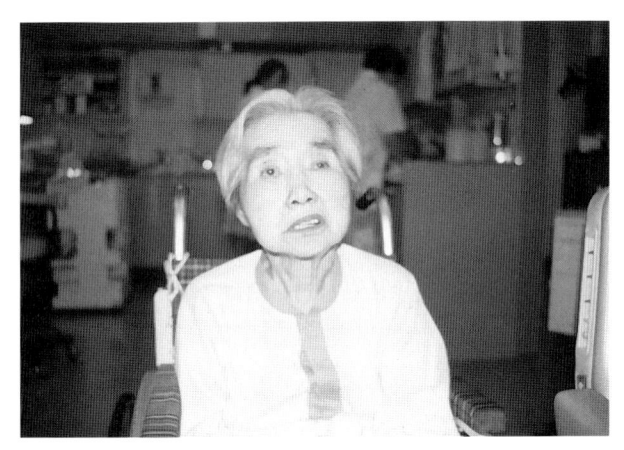

図2 まっすぐ嚙んでもらおうとしても，どうしても左のほうにずれた位置で嚙んでしまう．

　介護者が口腔内の異常に気づかなくとも，高齢者自身が口腔の異常を訴えることができれば，適切な対応をして処置することも可能である．しかし，脳血管障害のため言語障害や意識障害があると自分の症状をうまく伝えられないので，訴えがないとしても口腔内に異常がないか継続的に観察してあげるのがよい．

　また，いわゆる麻痺側の感覚異常のため，原因のはっきりしない痛みを訴える場合もある．ただし，最近の知見では三叉神経痛様の痛みが脳血管障害と関連することもあるので，どのような時に痛むのか，その痛みの原因が何であるか鑑別することが重要である．必要であれば専門医に相談することも視野に入れて，迅速な対応ができる心構えをしておく必要がある．

　麻痺のある患者が義歯（入れ歯）を使用している場合に，筋のバランスがとれずに，どうしても健側に偏位した咬合（咬み合わせ）になっている場合も多い（図2）．このような状態で

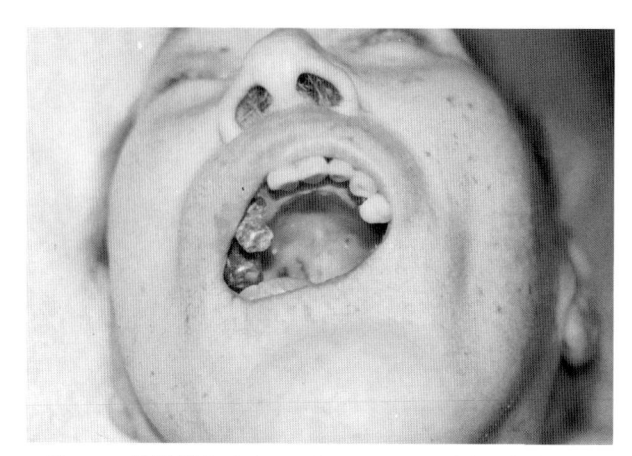

図3 口腔清掃を受けていないため，口腔内は乾燥し，むし歯も放置され，ひどい口臭を発している状態である．

　義歯を使用し続けると，義歯の乗っている顎の一部に過大な力が加わり，歯肉に潰瘍を生じ，時として，そこから局所の感染を起こし，さらには全身状態の悪化を招くこともある．このような場合に，早期に義歯の調子が悪いことに気づいて義歯を調整していくことで，症状がひどくなる前に対処することが可能である．ただし，義歯の調整で適合状態や咬合状態の改善がみられたとしても，またすぐに状態が変化する場合が非常に多いため，継続的な観察が必要となる．場合によっては歯科医師が義歯の使用の禁止を患者に言い渡さなければならないこともある．

　義歯の使用を禁止することにより，今まで食べられた食形態のものが食べられなくなってしまうという問題が生じてくる．高齢者の生きる喜びの1つに，食べることの楽しみがあることは周知のとおりである．その喜びをなるべく失わせないように，義歯が使用できない間もおいしく食事をしてもらうことができるように，食形態の工夫などで対応していくことが必要である．

　脳血管障害による意識障害等のため，経口摂取していないからというだけの理由で口腔清掃を受けていない場合，口腔内が乾燥し汚染され，う蝕の進行により歯が破折し先端が鋭利になった状態で放置されていることもある（図3）．咬み合わせる相手の歯がないと，歯肉に鋭利な歯が直接接触して咬傷となる．その創傷が原因で重篤な感染を起こすこともあるので，早期発見し歯科医師により抜歯や削合等の適切な処置を施してもらうことが必要である．

(2) 関節リウマチなどで四肢をうまく動かせない場合

　通常，関節リウマチでは他の合併症がなければ理解力が健常人と同等であるので，口腔を清潔に維持することの重要性はわかってもらえる．歯磨き指導により口腔内の清掃をきちんと行うことを目標とし，疾患の状態を考慮した清掃法を指導してあげればよい．

関節の可動領域が狭くなっているために口が開けにくい場合や，手がうまく動かないのできちんと磨けないとか，洗面所が使いにくい状態であったりする場合もある．脳血管障害等では片側性に麻痺が生じている患者に出会うことが多いが，リウマチの場合は通常両側性に動きの制限が生じる．よって，電動歯ブラシの利用も効果的であるし，歯ブラシの形状を使いやすいものに加工する等の工夫をし，周囲の環境を整備していくことも大切である．

歯を磨く意志が十分にある場合が多いので，口腔清掃に関する関心が高いのが特徴で，その人にあった方法で環境が整えば，口腔内の健康は比較的よく保たれる場合が多い．

また，鎮痛剤やステロイド剤，免疫抑制剤の長期投与を受けている場合が多いため，感染が起こると重篤化しやすい傾向にある．すべてのケースに共通していえることだが，予防と早期発見・早期治療がよりよい療養環境へつながるといえる．

(3) 嚥下障害がある場合

嚥下障害が起こる原因は，加齢に伴う機能低下以外にもいろいろある．脳卒中による仮性球麻痺が数的には多いようであるが，その他にもパーキンソン病，痴呆症の他，中枢神経への鎮静作用のある薬剤による医原性のものもある．

今までは何の問題もなく食事をとることができた場合に，周囲の介護者が高齢者の摂食嚥下障害に気づくのは，最近咳が多くなってきたとか，食欲がなくなってきたという兆候が現れたときであろう．そのときに単なる風邪だろうと思って見逃さないことが重要で，どんなときにむせや咳がひどくなるのかよく観察すべきである．むせや誤嚥が頻繁に起こる場合，口腔清掃を十分に行い摂食嚥下訓練を施行し，飲み込みやすい食形態にすることで，誤嚥をできるだけ少なくすることができる．むせや咳のない誤嚥は見逃されることが多く，原因不明の発熱を頻繁にみるような場合は誤嚥性の肺炎を起こしている可能性がある．

高齢者の場合，摂食嚥下訓練に対して積極的に取り組んでくれる人の数は少なく苦労するところである．好きな食べ物は一所懸命食べようという姿勢になるが，嫌いな食べ物では口にするのも嫌がってしまうため，本当に嚥下困難で食べられないのかはっきりしないことがある．このような場合には，VF（videofluoroscopy）等の手段を用いて検査するなどの対応が必要となる．

意識障害があり寝たきり状態の場合や，胃瘻を設置されて口腔内から摂食していない場合，あるいは気管切開されている場合の嚥下障害では特に注意が必要である（図4）．口腔内からの摂食が不可能かつ嚥下障害がある場合には，誤嚥による肺炎に注意する必要があり，経口摂取していないからといって口腔清掃を怠ってはいけない．こういった人を観察してみると，口臭がひどく，口腔内が極度に乾燥していたり，舌苔で真っ白になっていることがある．胃から口腔内に食物が逆流して誤嚥を引き起こすこともあり，逆流した食べ物で汚染されている場合には特に注意が必要である．

経口摂取をしていない患者の場合，口腔清掃が十分に行われていない状態が長期にわたり続

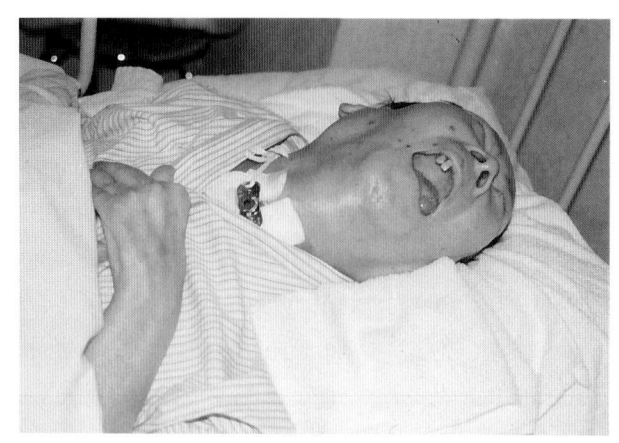

図 4 気管切開を受けた状態で，経口摂取していなくても，口腔ケアをすることで，口腔内の清潔を維持することが可能である．

くと，全身状態の悪化とともに誤嚥性の肺炎に罹患してしまう場合がある．カンジダ性の肺炎もその1つである．たびたび肺炎をくり返している高齢者の口の中を観察すると，口腔清掃が全くなされておらず，悲惨な状況になっている場面に出会うことも多い．歯科関係者にみてもらえる環境にある高齢者は，比較的早期に問題点が発見され，口腔清掃不良による肺炎を発症するのを予防できるかもしれない．しかし，原因がはっきりしないまま肺炎と診断されてしまった高齢者では，なかなか口腔の状態まで把握されていないことが多いのも事実である．

　しかし，最近では口腔ケアの意識が高まり，口腔清掃の重要性が定着しつつあるので，スタッフ教育を続けていくことで，今後は口腔清掃の不良による誤嚥性肺炎が減少していくことが期待される．しかし，長期間にわたり汚染されていた場合に，口腔清掃を突然始めると口腔内の細菌を誤嚥させてしまい，肺炎を発症してしまうケースもあるので，重症例では段階的な清掃をしていくような注意が必要である．

　高齢者やその家族と接するときによく相談を受けることのひとつに，「最近食事がとれなくなってきたので義歯を作ってください」といった内容のことが多い．本当に義歯不適合の場合ももちろんあるが，嚥下機能の低下や障害で食物を飲み込めないために食事がとれない状態になっている場合がある．義歯に問題がなく，咀嚼の機能にも問題がないときは嚥下障害を疑う．

　嚥下障害がある場合には，たとえどんなに適合のよい義歯を使ったとしても，食事をとれるようにはならない．いくら咀嚼ができても，咀嚼した食物を飲み込めないからである．義歯作製や口腔内のう蝕・歯周疾患の治療も必要ではあるが，摂食嚥下の訓練も同時に指導しなければならない．誤嚥しにくい食事に変更していくなどの食形態に関する工夫を栄養士と協力して検討し，家族等に指導していくとよい．

(4) アルツハイマー病や痴呆性疾患を有する場合

　抗うつ剤の投与により口腔乾燥をおこしていたり，認知障害があるために義歯の取り扱いができないことや，口腔の不随意運動（オーラルディスキネジア）を起こしている等の問題がある．アルツハイマー型痴呆の場合は，身体の機能的障害は比較的少ないことが特徴でもある．

　認知障害等がある場合には自分で口腔清掃を行える人は少なく，周囲から必要なケアを積極的に提供していかなければならない．歯磨きをすることが大切だということを説明しても理解が得られず，ブラシを渡して歯磨きしてもらおうとしてもどうするのかわからない状態になっていることが多い．

　ともすると他人の義歯を使用していたり，義歯を上下あるいは前後逆に装着しようとしたり，義歯を飲み込んでしまうなど，予測不可能な事態が突然起こる場合が多い．義歯が何のための道具なのか認識できない状態になっているのである．こうした場合には，義歯の使用は不可能であると判断しなければならない．

　孤立した残存歯があって，咬み合わせる相手の歯がないと反対側の歯肉に咬み込んで傷になっていたりする．このまま放置するとそこから感染をきたし，重篤化することもまれではない．多くの場合口腔を自己管理することは不可能なため，全面的なケアが必要であろう．歯そのものは抜歯の適応にならなくとも，それが原因で傷を作るような状態であれば，抜歯しなければならないことがある．

　しかし，義歯が全く使用できないかというと，すべての場合で不可能ではなく，義歯は使用できるがその管理ができないだけの場合もある．要は，個々の高齢者に適した処置を施し，残存機能をできるだけ維持することが重要である．しかし，義歯を使用できるのかできないのか，客観的に検査できる方法はいまのところ確立されておらず，作ってみないとわからないことが多く，歯科医師も試行錯誤しながら対応しているのが現状である．

　痴呆があって義歯を使用している場合，普段は何の問題もなく経過しているが，突然義歯を破損してくることがある．一度修理してもまた頻繁に破損してくる高齢者もいる．周囲の人に聞いてみると，義歯を投げつけたりして破損させていることがある．このような場合，何度修理しても破損させてくる．修理した義歯が不適合なためか，気に入らないのかと思い，新しい義歯を作製したとしても，また同様に破損させてくることが多い．

　このような症例では，義歯を認識する能力が低下してきているためと考えられる．いったん義歯を使用できない状態になるほど痴呆が進行してしまうと，再度義歯を使用できるようになることは不可能に近いことを経験する．そのような場合には無理に義歯を使用させようとはせずに，義歯を使用しなくても摂食可能な食形態に工夫していく等の指導が必要である．

(5) パーキンソン症候群等で口腔の不随意運動が認められる場合

　L-ドーパを服用している場合に口渇感を訴えたり，口唇や舌の不随意運動を生じていることが多い．いわゆる"もぐもぐ運動"が認められると，歯の摩耗が進んだり，一種の外傷性咬

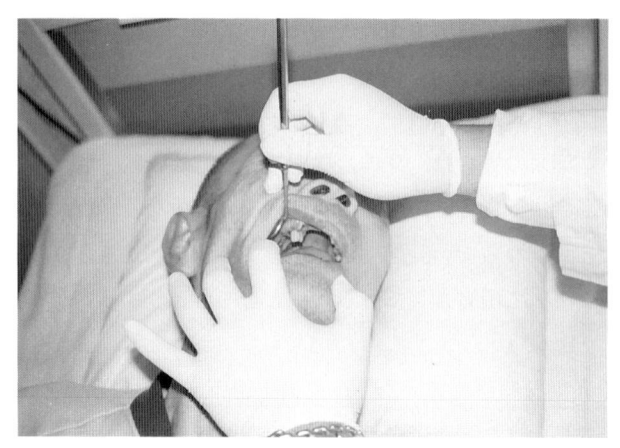

図5 先端が鋭利になってしまった歯は，まずは削合し，なめらかに形態修正する．必要があれば抜歯も検討する．

合の状態が長期にわたり続くために急性炎症を起こしてきたりする．口腔の不随意運動が顕著な場合，咬合力による咬耗により歯が鋭利な状態になり自分の口腔内を傷つけてしまう．鋭利な歯の削合（図5）や，可能なら義歯によっては咬合を保持するなどの対応が必要である．

口腔内が乾燥している場合，水分や食事の摂食不足の場合もあるので，薬剤による口渇感があるだけなのか，それとも脱水状態によるものなのか区別して観察する必要がある．

(6) 経鼻，経管栄養や胃瘻を設置されている場合など，口腔から食事をしていない場合

嚥下障害の項でも述べたが，口から食事をしていないと口腔清掃が必要ないと思われがちである．しかし，経口摂取をしていないと自浄作用が低下することに加えて，胃からの食物の逆流の可能性もあり口腔内が不潔な状態になるため，誤嚥性肺炎の予防のためにも口腔清掃は必要である．

経口摂取していない状態が長く続くと口腔内が乾燥していることが多いが，時には脱水や全身状態の悪化が起こっている場合もあるので，注意が必要である．また，経口摂取していなくても，図6のように突然顎関節が脱臼することもある．

(7) 高血圧や心疾患など循環器系の障害を有する場合

高血圧症のためにカルシウム拮抗薬（ニフェジピン［アダラートCRなど］）を長期投与されている場合に，歯肉に炎症性の増殖がみられることがある．この薬剤を服用している場合の一種の副作用として知られているが，歯周疾患に罹患している場合のすべてのケースに生じるわけではなく，他のさまざまな薬剤との組合せで歯肉の炎症状態が悪化していくことがある．このような場合，歯肉に少し触れただけでも出血をきたし，歯ブラシをあてていないのがほとんどである．急性症状さえなければ，ブラッシングを励行し，歯肉の状態を改善していくよう指導しなければならない．また，主治医と連絡を取り合い，可能であれば同じ効果が得られる

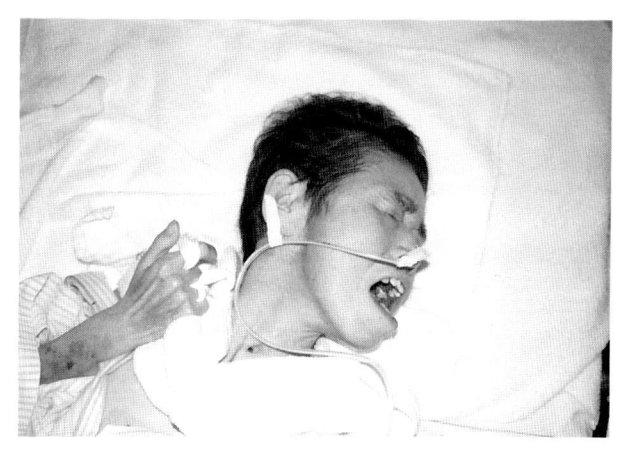

図6 突然顎関節の脱臼を起こす場合もある．高齢者では，一度脱臼すると習慣性の脱臼を起こしやすいので，しばらく固定が必要な場合もある．

他剤に変更してもらうように働きかける必要がある．

また，心筋梗塞や脳梗塞の予防を目的として抗凝固剤を服用している場合も歯肉からの出血を多く訴えるケースが多い．この場合も歯肉の炎症状態を改善していくことで，歯肉からのひどい出血は抑えることが可能である．

(8) 糖尿病がある場合

血糖のコントロールが不十分な場合，偏食の傾向が強く，口腔清掃も不十分な場合が非常に多い．さらに感染に対して抵抗力がない場合が多いことが問題である．高齢者には特に甘いものを好んで食べる傾向にあるので，う蝕や歯周疾患の進行を助長しやすいだけでなく血糖値のコントロールにも悪影響がある．

歯周疾患は細菌感染であるので，歯周疾患による感染症のため血糖値のコントロールが不十分になり，それによりさらに歯周疾患が進行するという悪循環に陥りやすい．ブラッシングによる口腔清掃はこの悪循環を断ち切る有効な手段であることを説明して，口腔清掃を積極的に行ってもらうよう指導するのがよいと思う．

以上の他にもまだまだ疾患はいろいろあるが，高齢者では1つの疾患を抱えているだけではなく，多数の疾患を合併している場合がほとんどである．どんな疾患を抱えているのか把握しておくことが重要で，高齢者の状態に応じた対応ができるようにしなければならない．

2) どんな点に気をつけて観察すべきか

従来の歯科治療では，喪失した機能をさまざまな方法でもとの状態に戻す行為を治療と考えて実践してきた．しかし，介護が必要な高齢者に多く接すれば接するほど，その概念は通用しない場合が多いことを痛感する．残された機能を最大限に活用するというリハビリテーション

の概念が歯科医療にも取り入れられつつあり，いかに残った機能を利用してもらうのかを考えた対応が高齢者には必要であると思われる．義歯等を作製して喪失してしまった歯を取り戻すのではなく，残った機能をいかに有効に使うかを考えることが重要なのではないだろうか．

　以上のような点をふまえて，歯科的な視点から介護が必要な高齢者の治療やケアをする場合に，どんな点に気をつけて観察すればよいのかまとめると次のようなことになる．

　1．本人の言葉は最も尊重すべきであるが，本当にそうなのかと早期にみきわめ，決して本人の言葉だけを聞くのでなく，家族など身近にいる人の意見も参考にする．

　2．悪いところはどこなのか，できるだけ客観的な判断材料を収集し（全身状態などの検査データや画像データ），問題点をはっきりさせ，治療を依頼すべきか，ケアをすべきかを判断する．

　3．歯科医学的な治療が必要となったとき，完治だけを目標とするのではなく，対象となっている個々の高齢者にとってはどこまで治療して，何をケアするのがよいのか目標をはっきりさせる．

　4．管理の難しい症例の場合は，診療室の治療だけでなく，訪問診療等も積極的に活用して現場に出向き，在宅の場合は患者やその家族と訪問スタッフに協力してもらい，施設では施設のスタッフに協力してもらう．

　5．主治医や高齢者に関わるスタッフとチームを組み，常に情報交換し，必要な医療やケアが過不足なく提供できるようにする．

　6．在宅の場合と施設の場合で多少の違いがあるものの，診療室でできることがそのまま現場では実施できないことが多いことも考慮する．

　7．最後に，口腔が全身の状態を反映している場合も多く，口腔内の所見から身体の異常が発見されることもあることを視野に入れ，重大な疾患を見逃さないようにしていく必要がある．

　もちろん介護スタッフは歯科の専門家ではないが，口腔に関する関心は日々高まってきているように思える．以上のような点に気をつけて観察し，歯科関係者と連絡を取り合いながら口腔の管理を進めていくのがよいだろう．

　重要なのは口腔清掃を通して口腔内をよく観察し，う蝕や歯周疾患の進行を予防するだけでなく，異常がないか口腔内の変化に注目して観察することである．さらに残存した機能を最大限にできるだけ長く利用できるようにすることだということを忘れてはならない．

（大生信愛病院 歯科口腔外科　関根義朗）

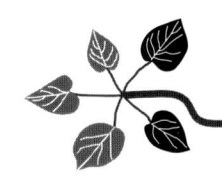

IV. 口腔ケアプランの作成

1. 口腔ケアプラン（口腔の介護サービス計画）作成の必要性

　口腔ケアは，生活全般の中に日常的に行われることにより，効果が現れる．継続した口腔ケアを行うためには，生活全般を理解している介護者はもとより，利用者に関わる看護職，介護職との連携が必要である．

　このようなことから，口腔の専門職，特に歯科衛生士が歯科医師の指示を受け，ケアチームの中心的役割を果たしながら「口腔ケアプラン」を作成し，介護者全員が口腔に関する共通した問題意識を持つことにより，要介護者の求めている口腔ケアのサービスを提供できる．

2. 口腔ケアプランの基本

　歯科口腔領域に問題があり口腔ケアプランを作成する場合は，すでにケアプランが位置づけられている．アセスメントから問題を把握し目標が設定されるが，口腔に関する問題が特定されれば，その目標を実現するためにケアプランの中に導入される．

　例えば，「口腔清掃不十分による流涎が多く，歯科衛生士による専門的口腔ケアが必要」とされれば，訪問口腔ケアがケアプランの中に組み込まれることとなる．

3. 口腔ケアプランの作成の流れ

1）課題分析（アセスメント）

　生活全般の中に日常的に口腔ケアが行われるためには，口腔内状況だけでなく，健康および療養状況，機能障害，日常生活動作，認知・行動等の項目をアセスメントすることが必要である．

　一方，介護保険で使用される一般的なアセスメント方式では，口腔領域の内容が少ないので，歯および口腔状態に関するアセスメント表を使用することで，歯科領域における問題点をより詳細に把握できる．

2）問題領域の選定

　アセスメントの結果からどの領域に問題があるかを判断する．一般のアセスメント方式では，歯科口腔領域については「口腔ケア」の検討という1つの領域で示されることが多いよう

であるが，次の9つの問題領域（図）に細分化して検討するとわかりやすい．

```
問題領域の選定
 ① 口腔疾患       ⑥ 摂食・嚥下障害
 ② 口腔衛生       ⑦ 言語機能
 ③ 義歯          ⑧ 口腔ケアの理解・協力
 ④ うがい         ⑨ その他
 ⑤ 歯磨き
```

3) 問題点（ニーズ）の把握とケア目標の選定

問題領域はいくつかの領域にまたがっていることが多く，また，ケアプランの問題領域に関連することもあるので，問題になっている点を把握し，ケア目標を決定する．

ケア目標は，訪問看護婦，ホームヘルパーなど他の専門職との認識を統一したものであり，目標達成のための具体的な内容が望まれる．

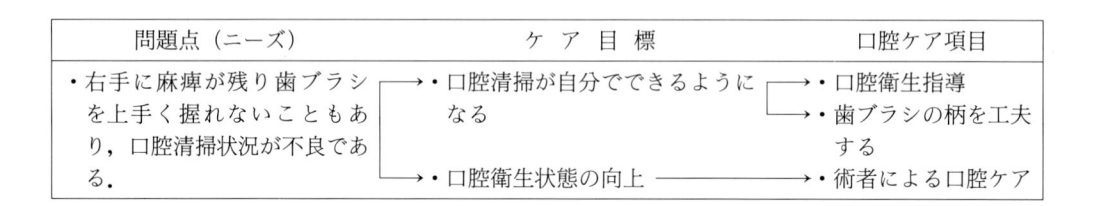

問題点（ニーズ）	ケア目標	口腔ケア項目
・右手に麻痺が残り歯ブラシを上手く握れないこともあり，口腔清掃状況が不良である．	→ ・口腔清掃が自分でできるようになる ・口腔衛生状態の向上	→ ・口腔衛生指導 → ・歯ブラシの柄を工夫する → ・術者による口腔ケア

4) ケアプランの策定

だれが，いつ，どこで，どのように，の内容に沿って策定を行う．

　だれが　　……家族介護者，ホームヘルパー，訪問看護婦，寮母，歯科衛生士
　いつ　　　……毎食前・後，朝食後，午前○時，午後○時，毎○曜日
　どこで　　……洗面所で，ベット上で，食卓で
　どのように……ケアの回数，時間，方法

5) 評価

口腔ケアプラン通りにケアができたか，ケアの効果はどうだったのかを定期的に評価することが必要であり，この作業がケアの質の向上につながる．実施状況や実施結果のみならず，要介護者とその家族の満足度も評価することが大切である．

4．口腔ケアプランの実際

1) 事例紹介とケアプランの作成

利 用 者：77歳　男性
病　　　名：脳出血後遺症，左上下肢麻痺，骨粗鬆症，
　　　　　　逆流性食道炎，高血圧症

病　　歴：S 58年脳出血後遺症により左上下肢麻痺となる．以前は，家具等につかまり，這って移動が可能であったが，数年前より車椅子による移動のみとなった．

家族構成：

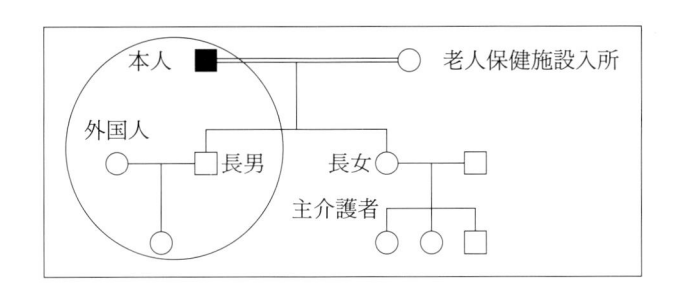

```
                  本人 ■──────○ 老人保健施設入所
          外国人
              ○──□ 長男  長女 ○──□
                  │         主介護者 │
                  ○              ○ □
```

介護の状況：共稼ぎの長男夫婦と同居しているため日中は一人でいることが多い．妻は，脳血管障害後遺症により，隣町の老人保健施設に入所しているので，週2回デイサービスを利用している．その他の日は，ホームヘルパーが昼，夕と1日2回訪問し，食事や排泄等の介助を行っている．週末は長男夫婦による介護が行われているが，構音障害，参戦によるものと思われる難聴，長男の妻が外国人ということも重なりコミュニケーションが困難な状況である．

現在は，近隣に住む無職の長女が必要に応じて介護を行っているが，就業したい希望があるため今後の期待はできない．

寝たきり度：B2

痴呆性老人の日常生活自立度：正常

アセスメントの総括：理解力があるにも関わらず，構音障害，第2次世界大戦参戦時の障害と思われる難聴のために，コミュニケーションがとりにくく，十分に意思を伝えられないため，精神的なストレスがみられる．そのうえ，同居の長男の妻が外国人であるため，日本語による会話が十分でなく今後も不安状態が続くと思われる．

主たる介護者の長男夫婦が共稼ぎであるため，日中の介護は期待できないうえ，近隣に住み必要時に介護をしている長女も，就業を希望しているためフォーマルな援助者が必要であると考えられる．

ケアプラン（介護サービス計画書）（表1）策定の経緯：家族は室温の維持・火の管理の問題等の理由から，冬期間の自宅での介護については施設等を利用する必要を感じているが，それ以外の時期は自宅での介護を希望している．また，本人も家族に囲まれて，住み慣れた自宅で過ごすことを望んでおり，現在，共稼ぎの長男夫婦に代わって日中の介護を行っている娘が就業することを考慮し，継続的なフォーマルな援助が必要であると考え，日中の生活援助のため，昼，夕の2回の訪問介護を利用することとした．

日中一人でいる時間が多いために社会的な関係が稀薄になっていること，機能回復の必要性を考え，通所介護も利用することとした．医学的管理については，週1回訪問看護婦による訪

表 1 介護サービス計画書
在宅介護サービス計画書 (1) ①

生活全般の解決すべき課題 (ニーズ)	援助目的		介護内容	サービス内容			
	長期目標	短期目標		サービス種別	担当者の所属機関	職種	
ADL 低下がみられ、時々転倒する。	ADL 機能の維持	立位が安定する。転倒等の事故防止。	・リハビリの実施 ・環境整備	訪問看護 住宅改修	在宅介護支援センター 村役場	看護婦 行政職	1/W
主介護者 (嫁いだ娘) が同居していないためデイサービスの介護力が不十分で介護負担が大きい。	介護者の身体的・精神的負担の軽減。	身体的負担の軽減、精神的負担の軽減。	・排泄介助 ・介護の気分転換を図る ・冬期における介護荷重負担の軽減	訪問介護 日帰り介護 短期入所	社会福祉協議会 デイサービスセンター 特別養護老人ホーム	ホームヘルパー 介護福祉士 看護婦 寮母 看護婦 その他	3/W 2/W
構音障害、難聴があるため他者への意思伝達がうまくいかない。	コミュニケーションが図れる。	口腔環境の改善により構音障害などの口腔ケア実施が軽減する。	・舌運動、口腔周囲筋のストレッチなどの口腔ケア実施 ・義歯の新製作	訪問口腔ケア 訪問歯科診療	歯科保健センター 歯科診療所	歯科衛生士 歯科医師	1/W 1/W
口腔清掃不十分による流涎が多い。	自分自身での口腔内の清潔保持	歯科衛生士による口腔ケアの実施により口腔内の清潔を保持できる。	・歯科衛生士による専門的口腔ケア	訪問口腔ケア	歯科保健センター	歯科衛生士	1/W

在宅介護サービス計画書 (2)

	月	火	水	木	金	土	日
10:00	訪問介護	日帰り介護 (デイサービス)	訪問介護	日帰り介護 (デイサービス)	訪問介護		
12:00							
14:00	**訪問口腔ケア**		**訪問歯科診療**		訪問介護		
16:00	訪問介護		訪問介護		訪問介護		

((社) 全国国民健康保険診療施設協議会「高齢者在宅口腔介護モデル事業報告書」より)

問を取り入れ血圧管理の他に機能回復等の指導も期待している．

流涎改善のための口腔ケアは，歯科保健センターが担当する計画で，平行して訪問診療を行い義歯を新たに製作する予定である．

2) 口腔アセスメント表による状態把握（表2）

嚥下，口腔の状況：無歯顎のため総義歯を使用しているが，不適合のためくしゃみをした時や，就寝時に脱落することがあり，口腔内に食物残渣，舌苔もみられ，義歯の清掃状態も不良である．

口腔ケア不足による口腔清掃不良，口腔機能低下により流涎が麻痺側から多くみられ，それにより左胸のポケットに入れている補聴器の破損が多いという訴えがあった．口腔内には，粘稠性の唾液が多く停滞しスムーズに嚥下できない状態である．

食事中の嚥下障害はみられないが，食べこぼしが多いことから，義歯の問題，口腔周囲筋のリハビリテーションの両面から検討しての改善が必要である．

口腔清掃度の自立度：義歯着脱は自立しているが，うがいは一部介助，義歯清掃は全介助である．

口腔に影響を及ぼす薬剤：アムロジン®（高血圧症）・テルネリン®（脳卒中後の運動障害の緩和の目的）・ザンタック®（胃酸の分泌を減らす目的）

アムロジン，テルネリンとも口渇を起こしやすい．また，テルネリンは口内炎，ザンタックは舌炎を起こしやすい．

栄養状態：普通食で意欲的に摂取し，全量食べている．食事場所はベットサイドで，サイドテーブルを利用し，ベッドに座って行っている．食事時間については，食べこぼしが多いが30分以内に摂取できている．

3) 問題領域の選定
(1) 口腔衛生　口腔内に食物残渣，舌苔がみられ，義歯の清掃状態も不良である．
　　　　　　　粘稠性の唾液が多く停滞し，スムーズに嚥下できない状態である．
(2) 義　　歯　不適合のためくしゃみをした時や，就寝時に脱落することがある．
　　　　　　　食べこぼしが多い．
　　　　　　　義歯の清掃状態も不良である．
　　　　　　　会話が聴き取りにくい．
(3) 摂食障害　食べこぼしが多い．
(4) 口腔ケアの理解・協力
　　　　　　　口腔ケアに対する理解は少ないようである．日中一人でいる時間が多く，介護者に対する負担が大きい．

表 2-① 口腔ケアアセスメント表

口腔ケアアセスメント表

様式1-1

*県コード □　*施設コード □　事例No □

調査者　　　　　　（職種）

調査日：平成10年　　月　　日

* は国診協版　在宅ケアアセスメント票にないか、または詳細な項目ですので追加調査してください。

＿＿＿は国の介護認定の基本調査項目です。

[I]．基本的事項

A．属性

A1. 氏　名 (イニシャル)	T．S	A2. 性別	□男 ☑女
A3. 生年月日	明・㊝・昭　10　年　3　月　12　日生		77　歳

B1障害老人の日常生活自立度 (寝たきり度判定基準)	□J1　□J2　□A1　□A2 □B1　□B2　□C1　□C2
B2痴呆性老人の日常生活自立度 判定基準	☑正常　□Ⅱa　□Ⅱb □Ⅲa　□Ⅲb　□Ⅳ　□M

C現在受けているサービスの状況

在宅利用（住宅改修は過去6ヶ月以内、その他のサービスは過去3ヶ月以内の平均を記入）

訪問診療・服薬指導	月　　回	住宅改修	回
*訪問歯科診療・歯科衛生指導	月　　回	訪問入浴介護	月 0.3 回
訪問看護	月　　回	グループホーム	回
訪問リハビリテーション	月　　回	短期入所療養介護（老健・診療所）月　　回	
訪問介護（ホームヘルプサービス）月 12 回		短期入所生活介護（特養）月　　回	
通所介護（デイサービス）	月 8 回	福祉用具貸与	月　　回
通所リハビリテーション（デイケア）月　　回		有料老人ホーム・ケアハウス	月　　回

様式1-2

[II]健康および療養状況

D．病歴

D1. 病　名	1. 胃潰瘍 2. 骨粗鬆症 3. 逆流性食道炎 4. 高血圧

* D2. 過去14日間での発熱（37℃以上）日数　　0　日

E．過去14日間に受けた医療

□1. 点滴の管理　　　□2. 中心静脈栄養　　□3. 透析　　□4. ストーマ（人工肛門）の処置
□5. 酸素療法　　　　□6. レスピレーター（人工呼吸器）　□7. 気管切開の処置
□8. 疼痛の看護　　　□9. 経管栄養　　　　□10. モニター測定（血圧、心拍、酸素飽和度）
□11. 褥瘡の処置　　 □12. カテーテル（コンドームカテーテル、留置カテーテル）

F．服薬状況

服　薬　□1. なし　☑2. あり

薬剤名［ アムロジン　アルファロール　ロキソニン ］
　　　　［ テルネリン　　ザンタック　　　　　　 ］

*口腔に影響を及ぼす薬剤の使用　□1. なし　☑2. あり

薬剤名［ アムロジン（口渇）　　ザンタック（舌炎） ］
　　　　［ テルネリン（口渇、口内炎） ］

G．問診

□1. 腰痛　　　　　☑2. 便秘　　　　□3. 下痢

H．掻痒の有無

☑1. なし　　　　　□2. あり

（全国国民健康保険診療施設協議会口腔ケアアセスメント表より引用）

第2章 歯科関係者の係わりの必要性

表 2-2

I. 栄養

様式1-3

I1.経口食	主食	☑1. 普通食 ☐2. 粥食	
	副食	☑1. 普通食 ☐2. さざみ食 ☐3. トロミ食 ☐4. ミキサー食 ☐5. 流動食 ☐6. 治療食（ ） ☐7. その他（ ）	
	食事回数	（ 3 ）回/日	
	*食事量	☑1. 全量 ☐2. 2/3程度 ☐3. 1/2程度 ☐4. 1/3以下	
	栄養バランス	☑1. よい ☐2. 悪い	
	*食事摂取	☐1. 自立 ☑2. 見守り（介護側の指示を含む） ☐3. 一部介助 ☐4. 全介助	
	食事場所	☐1. 家族と一緒に食堂で ☑2. ベッド脇 ☐3. ベッド上	
	*食事姿勢	☐1. いすに座って ☐2. 車いすで ☐3. 30分以上 ☐4. その他	
	*食事時間	☐1. 15分以内 ☑2. 15分以上 ☐3. 30分以上 ☐4. 1時間以上	
I2.経管栄養		☑1. なし ☐2. 経鼻 ☐3. 胃瘻	
I3.経静脈栄養		☑1. なし ☐2. 点滴 ☐3. IVH	

J.嗜好

J1.アルコール	☐1. 飲まない ☑2. 飲む（☐毎日 ☑時々）（種類 ビール、日本酒、コップ1杯、徳利1本）
J2.煙草	☑1. 吸わない ☐2. 吸う（一日 本）

[Ⅲ] 機能障害

K.視力

☑1. 普通（日常生活に支障がない） ☐2. 約1m離れた視力確認表の図が見える。
☐3. 目の前に置いた視力確認表の図が見える。 ☐4. ほとんど見えない。
☐5. 見えているのか判定不能。

L.聴力

☐1. 普通
☑2. 普通の声がやっと聞き取れる。聞き取りが悪かったり聞き間違えたりすることがある。
☐3. かなり大きな声なら何とか聞き取れる。
☑4. ほとんど聞こえない。
☐5. 聞こえているのか判断不能。

様式1-4

M.麻痺

☐1. なし
☑2. あり ☑2. 左上肢 ☐3. 右上肢 ☑4. 左下肢 ☐5. 右下肢 ☐6. その他（ ）

片方の手を胸元まで持ち上げられますか ☑1. できる ☐2. 介助があればできる ☐3. できない

N.拘縮

☐1. なし
☑2. あり ☐2. 肩関節 ☐3. 肘関節 ☐4. 股関節
☑6. 足関節 ☐その他 左手首

O.言語障害

☐1. なし ☐2. 軽度あり ☑3. あり（☐失語症 ☑構音障害）

[Ⅳ] 嚥下、口腔の状態

P1.嚥下、口腔問題

嚥下機能	☐1. できる ☑2. 見守り（介護者側の指示を含む） ☐3. できない
嚥下障害	☑1. 正常 ☐2. 水分摂取時にむせる ☐3. 水分以外でもむせる ☐4. 飲み込みが弱い
歯の有無	☑1. なし ☐2. あり（ 本）
口腔の状態	☐1. ぐきが腫れている ☐2. むし歯がある ☐3. 舌や粘膜に白い物がある ☑4. 口の中が乾燥する ☐5. 口内炎がよくできる ☐6. 口の中に痛い所がある
取りはずし義歯の有無	☐1. なし ☑2. あり
義歯の問題	☑1. 義歯があたって痛い ☑2. 義歯が破損している ☐3. 常に義歯を外さない ☐4. 義歯を使用しない
咀嚼問題	☑1. 問題なし ☑2. 噛みにくい ☑3. 噛むことに大変不自由している
	ア. うがい ☐1. 自立 ☑2. 一部介助が必要 ☐3. 全介助が必要 ☐4. うがい不能
口腔清掃の自立度	イ. 歯磨き ☐1. 自立 ☑2. 一部介助が必要 ☐3. 全介助が必要 ☐4. 歯がない
	ウ. 義歯着脱 ☐1. 自立 ☑2. 一部介助が必要 ☐3. 全介助が必要 ☐4. 義歯を使用していない
	エ. 義歯清掃 ☐1. 自立 ☑2. 一部介助が必要 ☐3. 全介助が必要 ☐4. 義歯を使用していない
清掃状況	☑1. 食物残渣やこれらが歯や義歯に多量についている ☑2. 舌がよごれている ☐3. 臭いが強い

(全国国民健康保険診療施設協議会 口腔ケアアセスメント表より引用)

表2-③ 様式1-5

*P2. 歯、歯肉、口腔清掃状況

GI								
PlI								
歯の状況	8	7	6	5	4	3	2	1
	M	M	M	M	M	M	M	M
歯の状況	M	M	M	M	1	2	3	4
	M	M	M	M	M	5	6	7	8
PlI								
GI								

(S:健全歯、D:未処置歯—C₁~C₃、M:欠損歯、F:修復歯、Z:残根—C₄)

機能現在歯	健全歯S	未処置歯D	欠損歯M	処置歯F	残根Z	DMFZ
	0本	0本	28本	0本	0本	28本

歯別PlIの合計	診査歯数	平均PlI(小数点1桁)	歯別GIの合計	診査歯数	平均GI(小数点1桁)

*P3 ストマトスタットによる判定　1. 陰性 (−)　2. 擬陽性 (±)　③ 陽性 (+)

*嚥下・咀嚼・口腔内状態についての特記事項・問題点

麻痺側より、流涎がみられる。
口唇を閉じずに、下向きになってガタガタといって食べるため、口の中から食物がこぼれる（特に麻痺側）。
くしゃみをした時や、就寝中に義歯（上）がはずれることがある。
主に右側で咀嚼している。

様式1-6

[Ⅵ] 日常生活動作 (ADL)

Q.ADLの状況

ア. 移動	□1. 自立	□2. 一部介助	☑3. 全介助
イ. 食事	☑1. 自立	□2. 一部介助	□3. 全介助
ウ. 排泄	□1. 自立	☑2. 一部介助	□3. 全介助
エ. 入浴	□1. 自立	□2. 一部介助	☑3. 全介助
オ. 着替え	□1. 自立	☑2. 一部介助	□3. 全介助
カ. 整容	□1. 自立	☑2. 一部介助	□3. 全介助
キ. 意志疎通	□1. 完全に通じる	☑2. ある程度通じる	□3. ほとんど通じない

[Ⅷ] 認知・行動

R.意思の伝達について

☐ 1. 調査対象者が意志を他者に伝達できる
☑ 2. 時々伝達できる
☐ 3. ほとんど伝達できない
☐ 4. できない

S.介護者側の指示への反応について

☐ 1. 介護者側の指示が通じる
☑ 2. 介護者側の指示がときどき通じる
☐ 3. 介護者側の指示が通じない

T.理解について

ア. 毎日の日課を理解することができる	☑1. できる	□2. できない
イ. 生年月日や年齢を答えることができる	☑1. できる	□2. できない
ウ. 面接調査の直前にしていたことが思い出すことができる	□1. できる	☑2. できない
エ. 自分の名前を答えることができる	☑1. できる	□2. できない
オ. 今の季節を理解することができる	☑1. できる	□2. できない
カ. 自分のいる場所を答えることができる	☑1. できる	□2. できない

(全国国民健康保険診療施設協議会口腔ケアアセスメント表より引用)

表 2-④   様式1-7

判定・評価：口腔・その他関連領域の問題点

> 口腔内に残渣が多くみられ、義歯の清掃状態も不良。
> 夜間も装着したままである。
> 左側より流涎している。
> 舌苔がみられる。
> 食事中、食物を口からこぼす。
> 義歯が容易に脱落する（適合不良）。
> 言語障害があるため、コミュニケーションがとりにくい。

4） 口腔ケアプランの策定の経緯（表3）

　口腔ケアの目的を「口腔の疾病予防」のみ，狭義にとらえるだけでなく，口腔機能のリハビリテーションへと展開して口腔ケアプランを策定した．

　介護者からの訴えのあった流涎は，口腔内細菌の増加，粘稠性唾液のための嚥下不可，口腔周囲筋の機能低下によるもので，歯科衛生士が行う専門的口腔ケアで改善が期待できると考えた．しかし，日常的に行わなければ，口腔の維持管理はできないことから，介護者，ホームヘルパーによる毎日継続した援助が必要であり，その点についての指導を行い，食後の義歯清掃，洗口介助等のケアの協力を求めた．また，不適合の義歯については，訪問歯科診療にて義歯を新製作することとした．

5） 評価

　口腔ケア，特に歯ブラシによる唾液腺のマッサージにより，唾液の性状が粘稠性から漿液性へと著しく変化し，それに伴い流涎は次第に消失していった．同時に舌運動，口腔周囲筋訓練を実施し機能回復を期待した．

　また，新義歯を装着することにより，会話時の単語が聴き取りやすくなりコミュニケーションがとりやすくなった．本人も口腔ケアの効果を認識したことから，義歯清掃を自主的に行う

表 3 口腔ケアプラン[1]

入所者氏名	T・S	77歳	男・女	(職種) 歯科医師	カンファランス参加者 (職種) 歯科衛生士 ホームヘルパー	(職種) 歯科衛生士 ホームヘルパー
病名	脳卒中後遺症，逆流性食道炎，高血圧，骨粗鬆症					
ケアプラン策定年月日	平成　年　月　日				ケアプラン作成者	歯科衛生士

ケア目標：
・流涎の防止および摂取障害（食事中こぼす）の改善
・舌苔の除去
・義歯および口腔内清掃不良の改善
・義歯脱落の解消

問題点	本人の目標	ケア項目	いつ	どこで	どのように	担当者
・麻痺側から流涎がある。また、食事中に口から食物をこぼす ・舌苔がある	唾液を飲み込める、食べ物を口からこぼさず食べられる 舌のブラッシングができる	唾液腺のマッサージ	訪問時	ベッドサイド	粘膜用歯ブラシの毛先や舌を利用し、耳下腺開口部および顎下腺開口部をマッサージする	歯科衛生士
		口唇の筋力トレーニング	訪問時	ベッドサイド	口唇のストレッチ運動や筋力増強の訓練を行う	歯科衛生士
		声かけと介助	食事時	ベッドサイド	ゆっくりあせらずに、口唇を閉じてよく噛むように促す	ホームヘルパー
		舌のブラッシングを行う	訪問時	ベッドサイド	粘膜用歯ブラシを用い、舌を舌尖方向にゆっくりブラッシングをする。介護者、ホームヘルパーにブラシの清掃方法を指導する	歯科衛生士
		舌のブラッシング指導	毎食後	ベッドサイド	歯科衛生士の指導を受け、食後にホームヘルパーに舌の清掃をしてもらう。右手に歯ブラシを持たせ、舌をブラッシングするように指導する	ホームヘルパー・介護者
・義歯および口腔内の清掃が不良である	夜間は外しておく 食後うがいの習慣をつける	食間に義歯をはずして清掃する	毎食後	洗面所	食後義歯を取り外し、清掃する	ホームヘルパー・介護者
		食後にうがいをさせる	毎食後	ベッドサイド	うがいの準備をし介助する	ホームヘルパー・介護者
		義歯洗浄剤を使用する	1回/週	洗面所	週1回義歯用洗浄剤を使用する	ホームヘルパー・介護者
・義歯が容易に脱落する	義歯を新製作する	義歯を新製作する		ベッドサイド	訪問診療を行ない義歯を新製作し、性状の改善されて唾液によってさらに義歯の適合をアップを期待する、また、咬合高径も改善されることから、会話や嚥下にも好影響を期待する	歯科医師

(全国国民健康保険診療施設協議会「高齢者在宅口腔介護サービスモデル事業報告書」より引用)

ようになり，また全身的な機能回復についても，積極的な姿勢がみられた．その上表情がとても豊かになり，会話によるコミュニケーションが難しいので受容の基準とすることができた．

参考文献

1) 全国国民健康保険診療施設協議会：高齢者在宅口腔介護サービスモデル事業報告書，全国国民健康保険診療施設協議会, 1999.
2) 遠藤英俊，鈴木俊夫，ほか編：介護保険と口腔ケアプラン，医歯薬出版，東京, 1999.
3) 愛知県歯科医師会・埼玉介護力強化病院研究会歯科部会監修：高齢者ケアチームのための口腔ケアプラン，厚生科学研究所，東京, 1997.
4) 北原　稔，白田チヨ編；高江洲義矩監修：実践訪問口腔ケア上・下巻，クインテッセンス出版，東京, 1999, 2000.
5) 鎌田ケイ子著：在宅フローチャート式ケアプランの立て方，高齢者ケア出版，東京, 1999.

((財)いわてリハビリテーションセンター歯科　歯科衛生士　晴山婦美子)

第 3 章
要介護高齢者に起こった事例

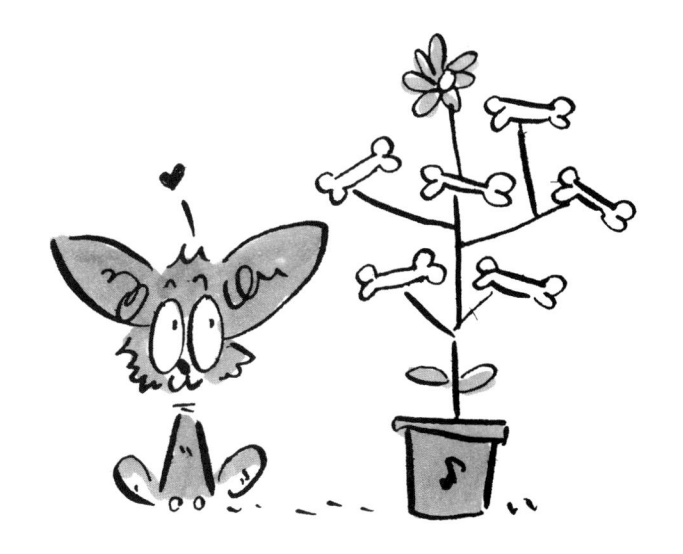

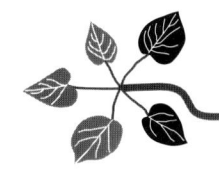

事　例　集

　口腔ケアはすべての要介護高齢者に必要なケアである．だが，今まで十分な口腔ケアが提供されてきたわけではない．その理由は「命にかかわらないから」ということの他に，「口腔ケアに対する知識がない」というのも理由の一つであった．口腔ケアは一般的には口腔を清潔に保つためのケアだと認識されている．口腔ケアの主体部分はそれでいいのだが，口腔全般のケアという意味では口腔の異常発見も大切な口腔ケアの一つであるといえる．この項では口腔の異常という部分に着目して，どのような状態が異常であるのか，また口腔ケアをされなかったために起こりうる状態とはどういったものなのかを，今までにみられた要介護高齢者の事例写真を通して紹介する．

（大生信愛病院歯科口腔外科 科長　阪口英夫）
（鈴木歯科医院 院長　　　　　　鈴木俊夫）

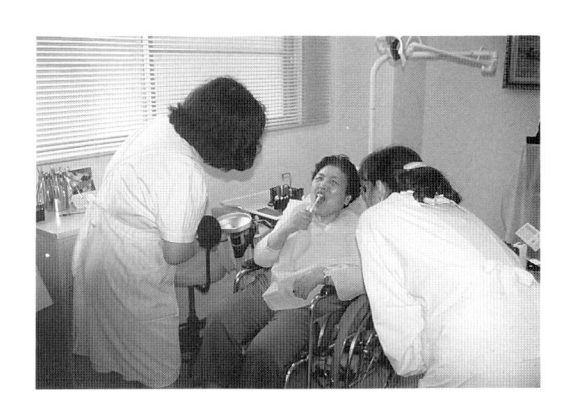

1. 口腔ケアがされていない状態

　要介護高齢者の口腔を観察すると，しばしばこのような光景を目にすることがある．口腔ケアに対して介護者の認識がないと，自分からいい出すことのできない要介護高齢者はこのままの状態で放置される．近年着目されている誤嚥性肺炎は，これら口腔の汚れが原因で起こるという可能性が現在もっとも高い（図1, 2）．

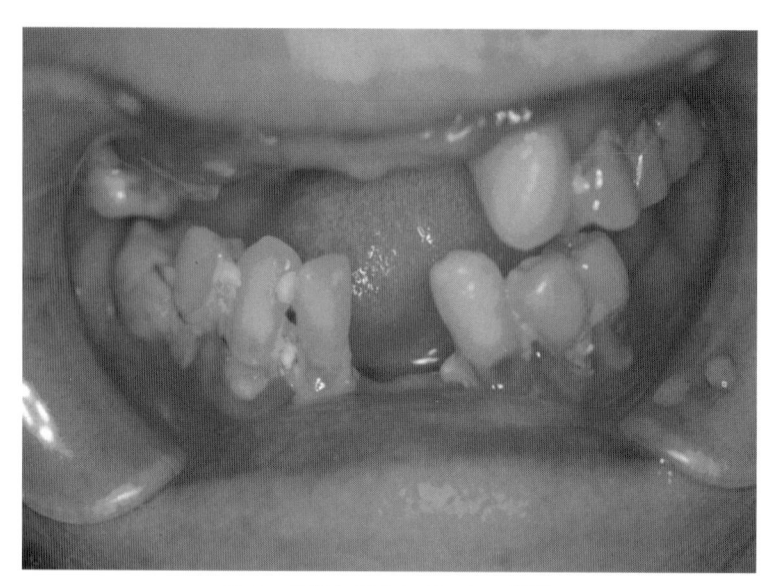

図1　口腔ケアされていない状態

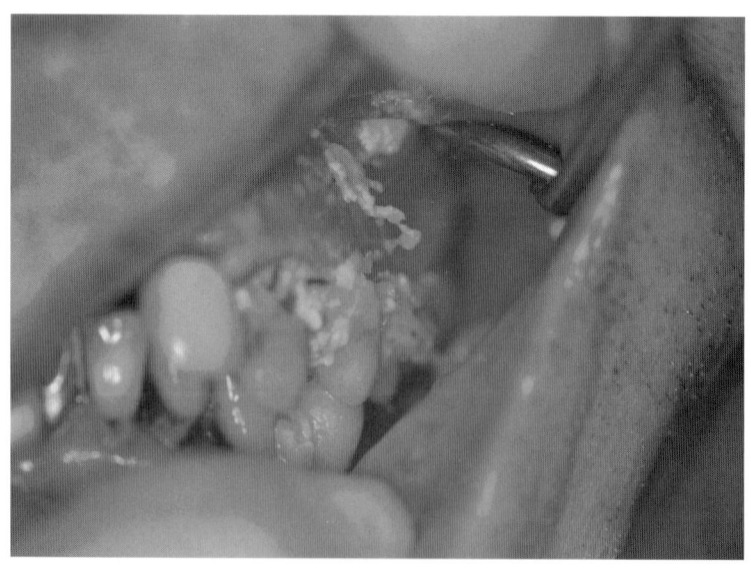

図2　食渣がそのままにされている状態

無歯顎の患者さんでは，義歯のみの洗浄で済まされていることもある．歯肉頬移行部の食渣がそのままになりやすい（図3）．

脳梗塞後遺症などで顔面に麻痺等が存在する要介護高齢者では，麻痺側に食渣が溜まりやすい．頬を押し広げて観察しないとみえないことがある（図4）．

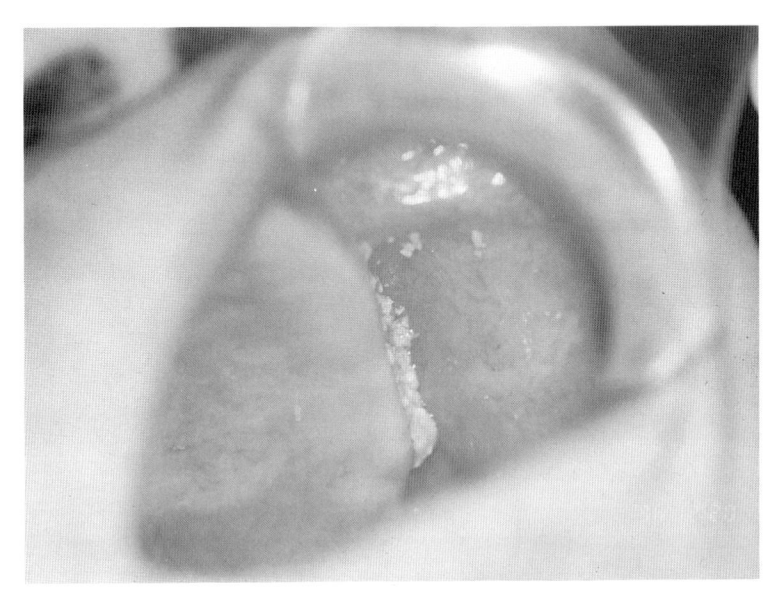

図 3　無歯顎にも食渣はたまったまま

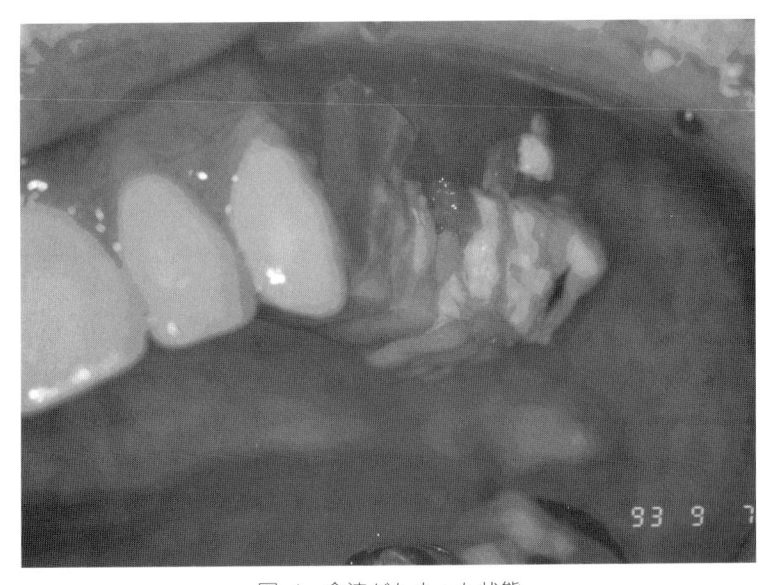

図 4　食渣がたまった状態

鉄剤（貧血治療薬）の内服をしている場合，歯に黒い着色がみられることがある．かなり頻繁なブラッシングをしないと，写真のような状態になる（図5，6）．

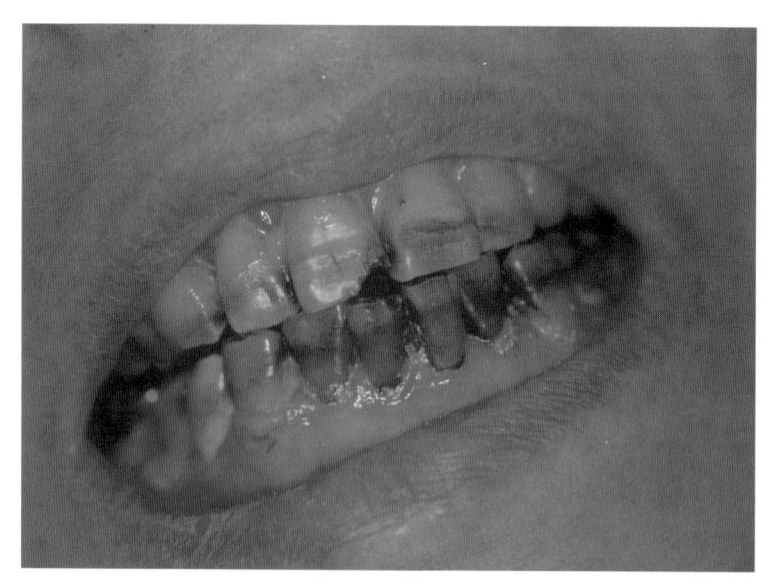

図5　お歯黒？

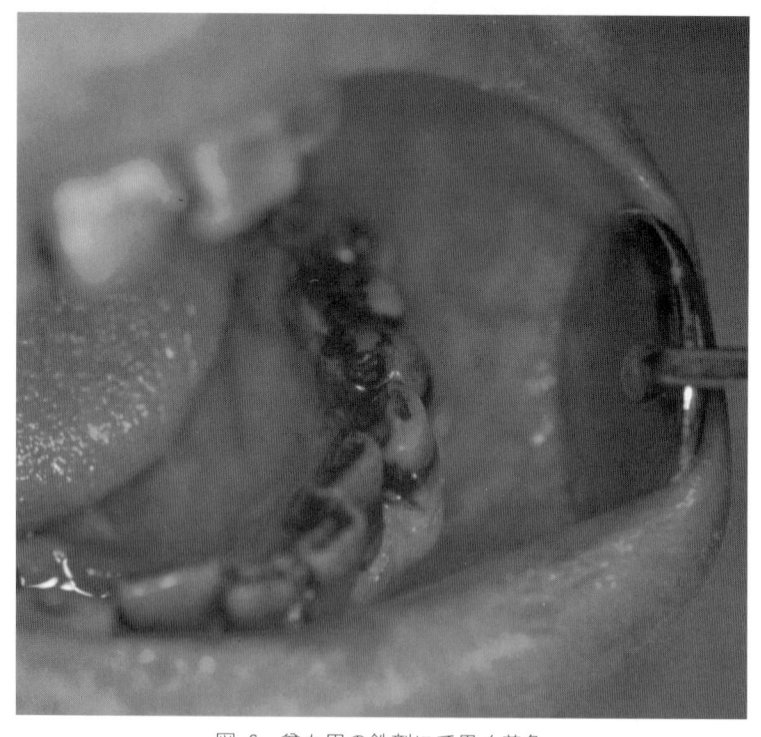

図6　貧血用の鉄剤にて黒く着色

2. う蝕（虫歯）

歯磨きができないために，今まで健康だった歯がう蝕になってしまう．この患者さんは歯が自慢でほとんど歯科受診したことがない．だが，要介護になったためにほとんどの歯が虫歯になり硬いものが食べられなくなってしまった．要介護状態では自立清掃が失われるため，それまでの口腔環境から急激な悪化をもたらすこととなり，う蝕や歯周病の急速な進行がみられることも多い（図7,8）．

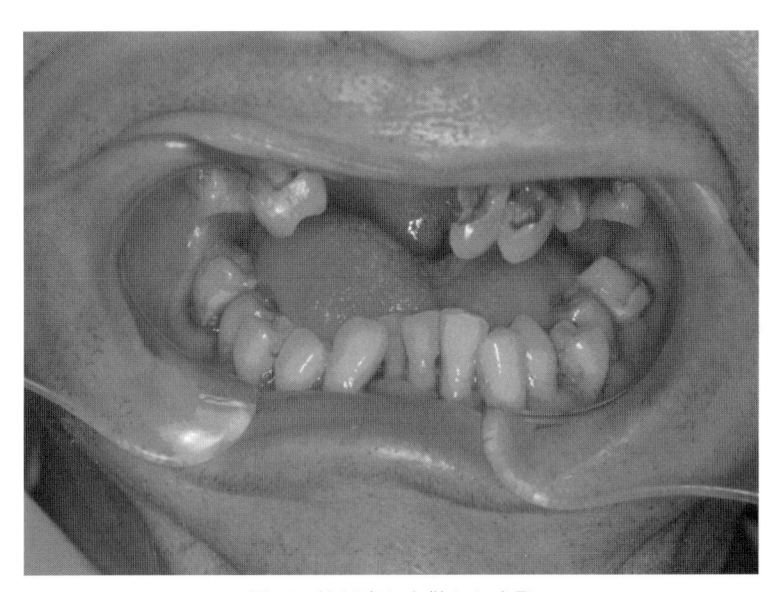

図7　糖尿病と合併した多発

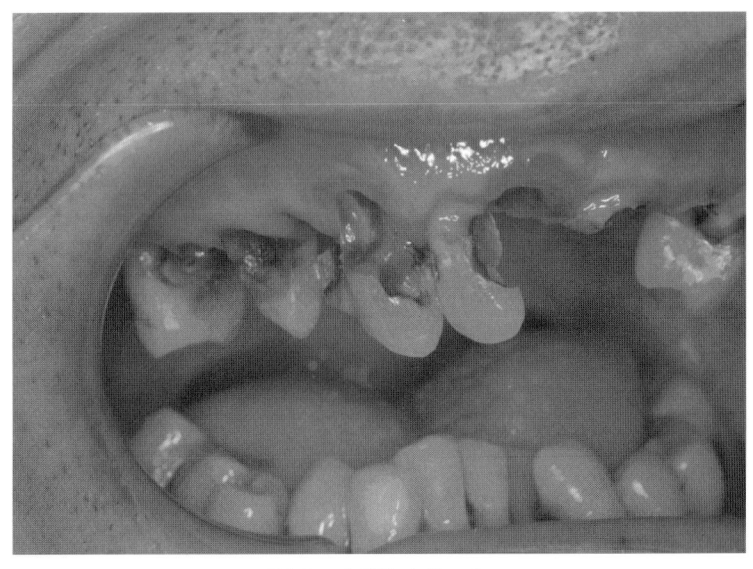

図8　多発性カリエス

むし歯は痛くなければ治療しないという人は多い．だが痛くないからといって放置におくと，う蝕歯の鋭縁などで口腔粘膜に傷をつけてしまうこともある（褥創性潰瘍）（図9, 10）．

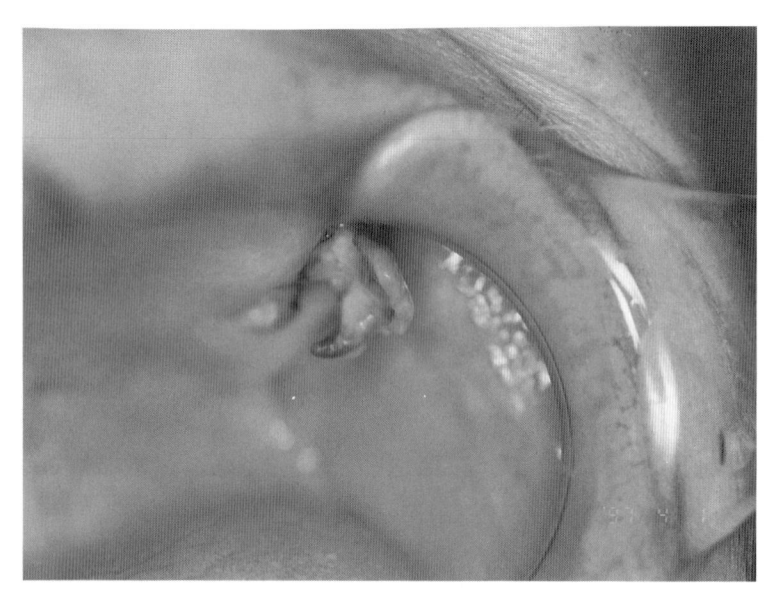

図 9 危険なむし歯

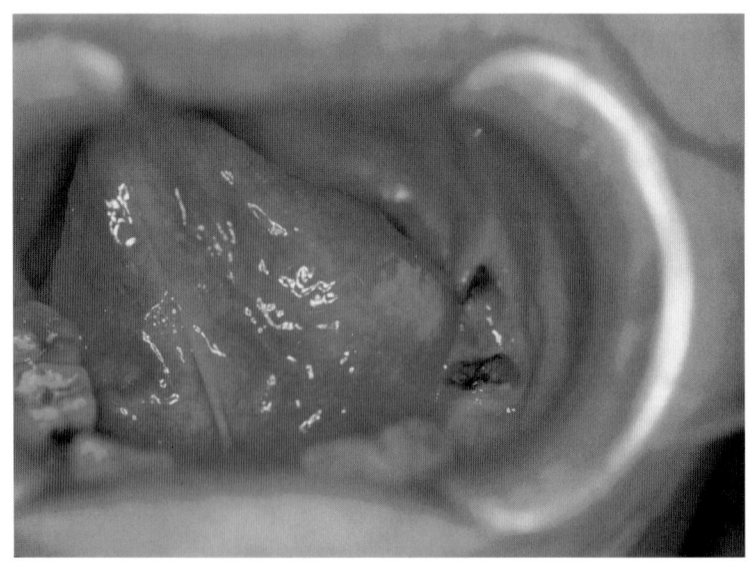

図 10 虫歯による褥創性潰瘍

脳梗塞やパーキンソン病などを持つ要介護高齢者では，ガムを噛むような口の動き，あるいは舌を突出させるような運動をしていることがある．これは，オーラル・ディスキネジアと呼ばれる病的な不随意運動である．オーラル・ディスキネジアがあり，口腔にう蝕などの鋭縁があると前出のような辱創性潰瘍を作りやすい（図11）．

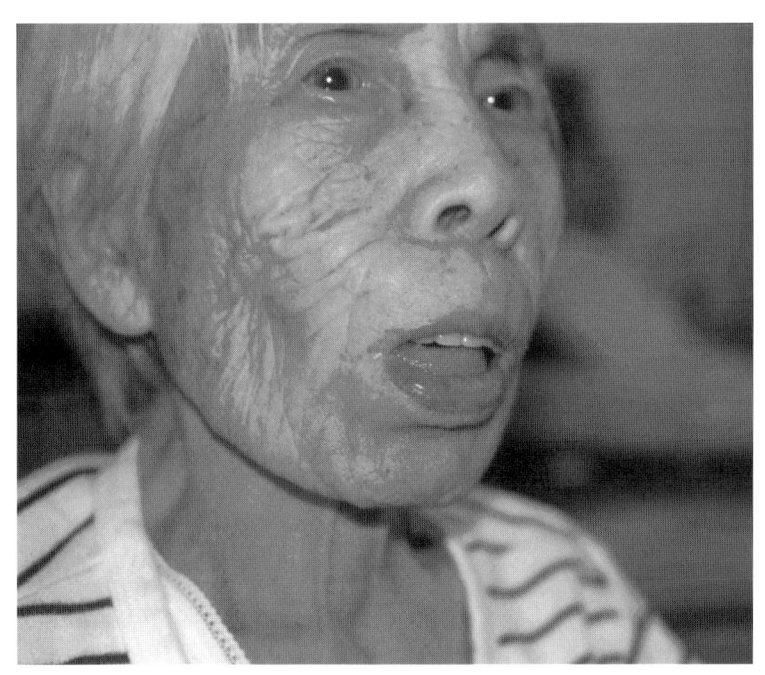

図11　オーラル・ディスキネジア

開口してくれない要介護高齢者では，口蓋側にできた歯肉腫瘍など見落としやすい．指先による触診が必要となる（図15）．

　血圧降下剤，特にCa拮抗剤では著明な歯肉増殖が現れる（図16）．これはCa拮抗剤がもつ特異的なコラーゲン生成促進の副作用によるものと，末梢血管の拡張によって歯肉増殖が起こるといわれている．不十分な口腔清掃状況はさらに歯肉増殖を悪化させ，それにより歯牙の廷出や移動を起こすこともある．

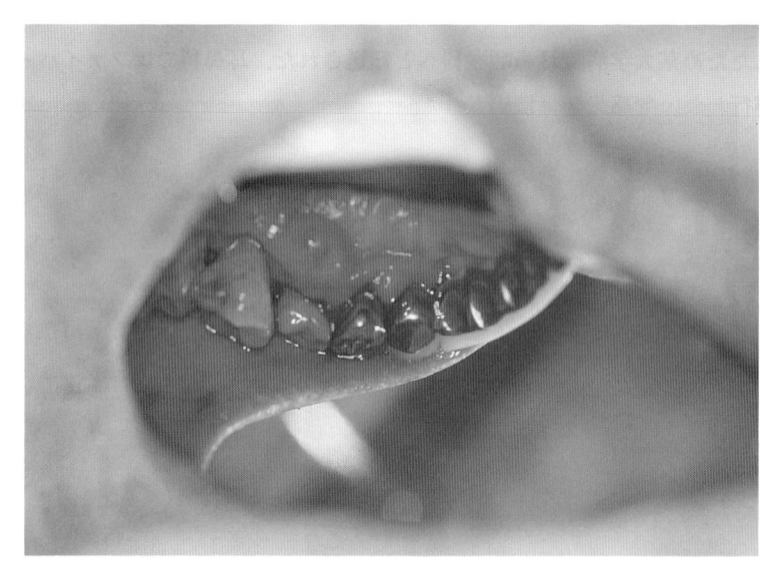

図 15　口蓋膿瘍

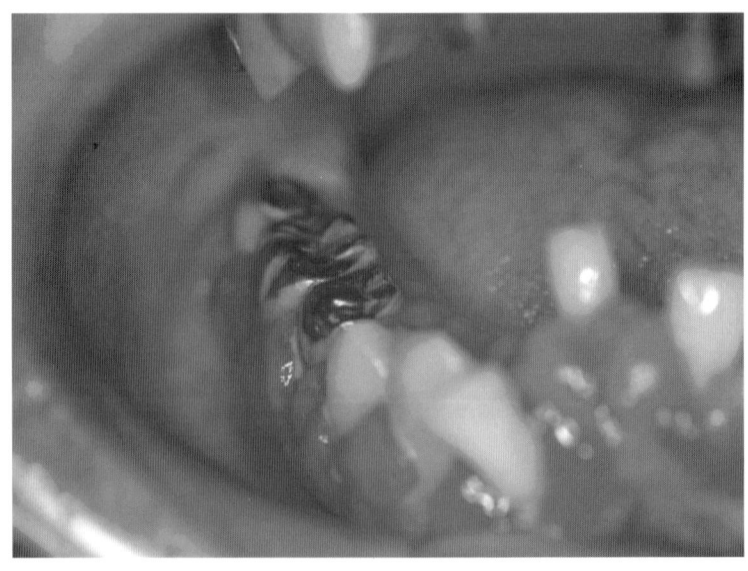

図 16　増殖歯肉炎

意識障害のある患者では，歯周病の進行にも増して口腔周囲筋の運動異常や，舌の筋力が弱くなるため下顎前歯が傾斜してしまうことが多い．その裏側が磨きにくいため不潔な状態になりやすい（図17）．

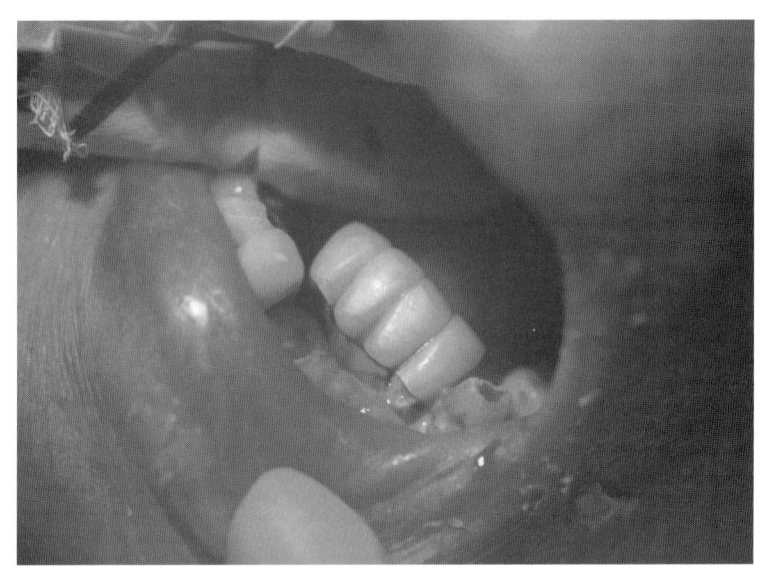

図 17　傾斜した前歯

4. 義　歯

介護者に義歯などの知識がないと1本義歯が見過ごされてしまうこともある．図18は何年も外されたことがない義歯．

義歯を上下逆に入れてしまう痴呆症の要介護高齢者（図19）．要介護高齢者では自分で義歯の装置ができない人も多い．義歯の装着介助も大切な口腔ケアである．

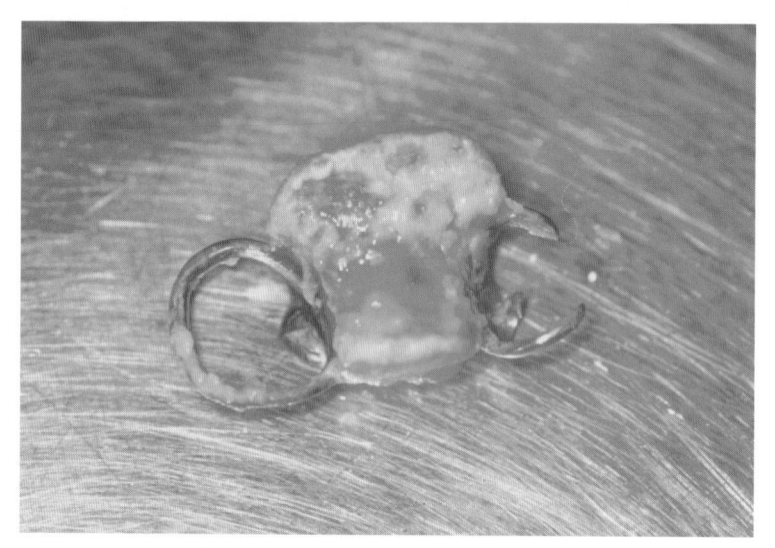

図18　外されたことのない1本義歯

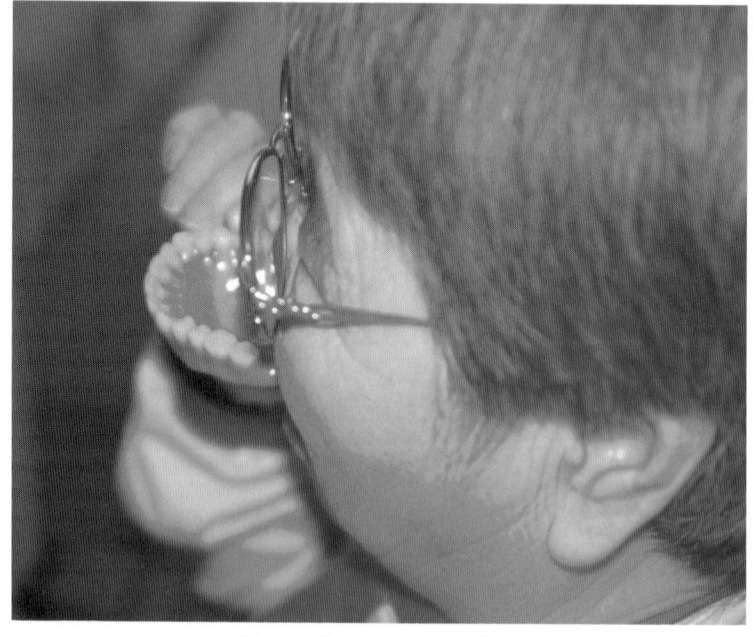

図19　逆に入れる痴呆患者

痴呆症の要介護高齢者では，義歯の不調を本人が気づかないことが多いため，義歯性潰瘍などがかなり大きくなってから周囲の介護者が気づくケースが多い．介護者へ日頃から口腔観察をしてもらうよう指導することが重要である（図20）．

痴呆症を持つ要介護高齢者では，義歯の紛失に注意が必要である．義歯＝大切なものという認識で，ティッシュに包んだままゴミ箱へ入れているケースもあるので，そのまま捨ててしまうことのないよう防止策ををとることが必要である（図21）．

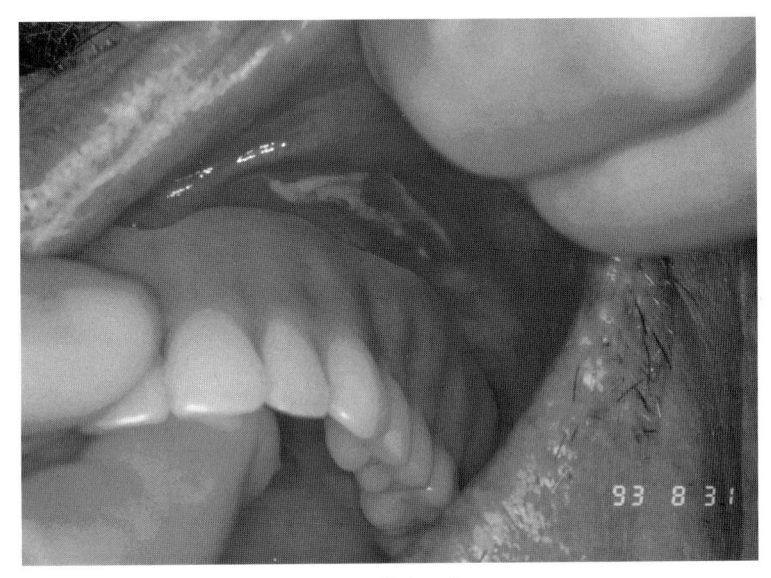

図20　義歯の傷1

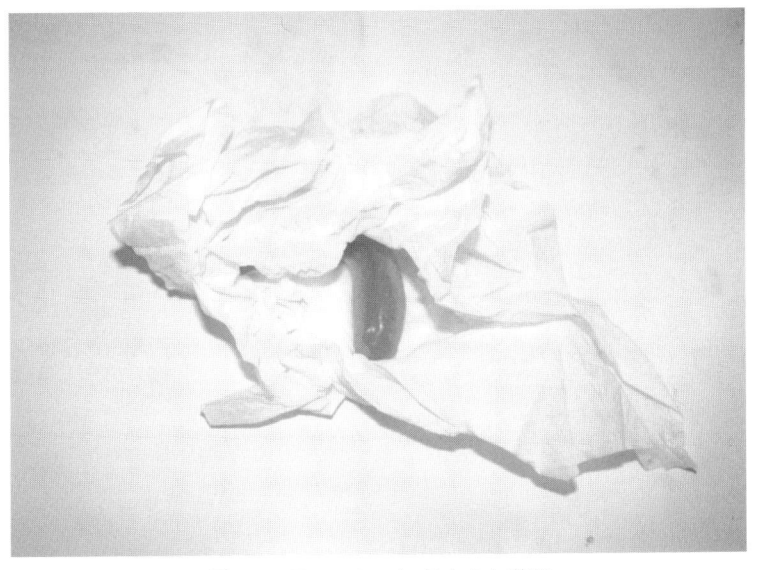

図21　ティッシュに包まれた義歯

痴呆症をもつ要介護者では，義歯を意図的に壊してしまうことがある．図22のように補強線まで破壊するようなすごい力をかけてしまうこともある．不穏・せん妄時に暴力的になる人には義歯装着を見合わせるようにする．

　上顎腫瘍などで，特殊な義歯を入れている人も要介護高齢者には多い．このような義歯を入れている人では，定期的な歯科受診をしないと不適合（合わない状態）になりやすいので注意が必要である（図23）．

　義歯（部分床義歯）を誤嚥下してしまった症例（図24）．それほど大きくない部分床義歯では食事といっしょに飲み込んでしまうこともある．

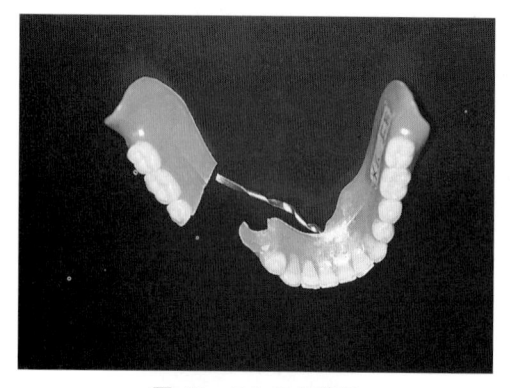

図22　こわれた義歯

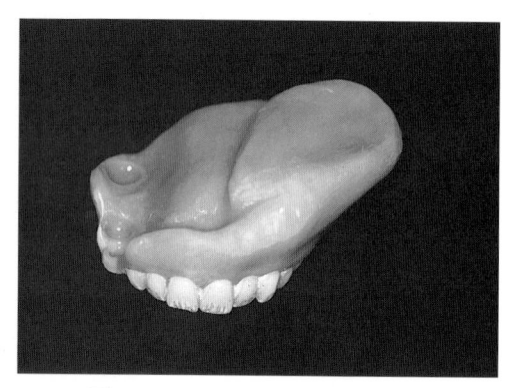

図23　特殊な義歯（上顎癌手術後）

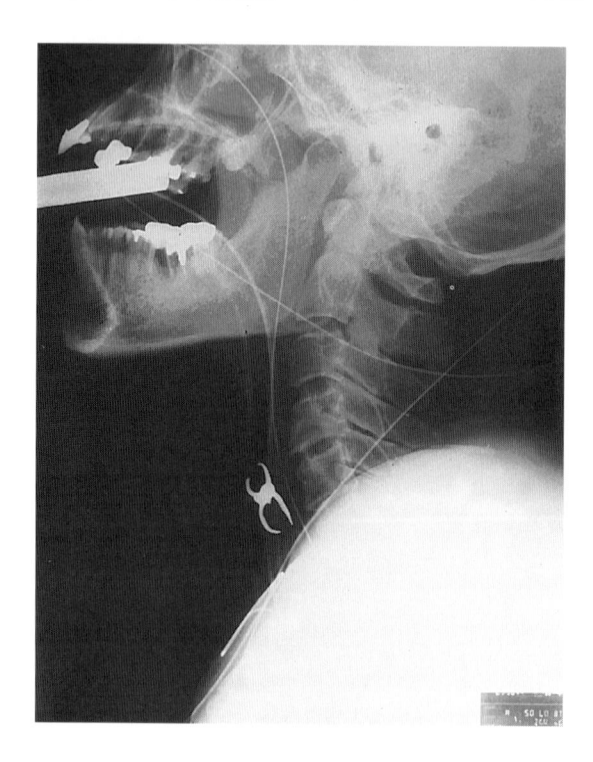

図24　一本義歯の誤嚥

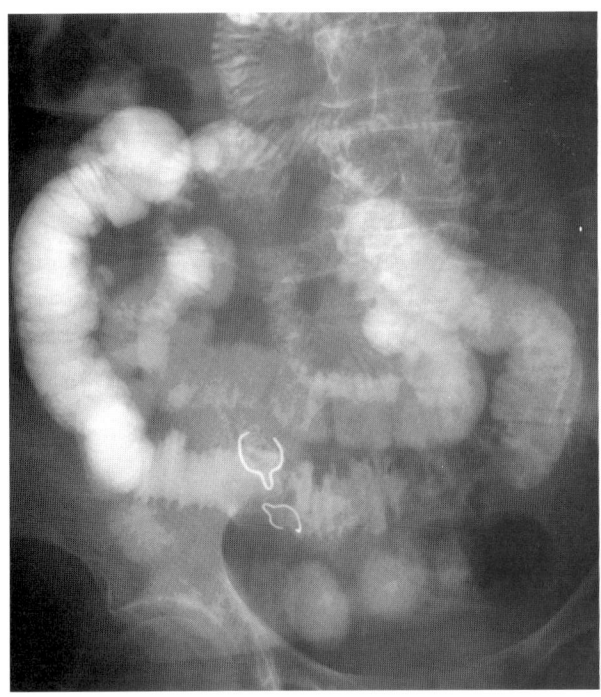

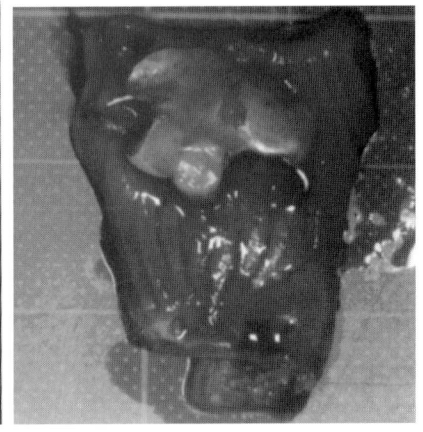

図 25　小腸で止まった義歯　　　　　図 26　摘出された義歯（摘出時小腸粘
　　　　　　　　　　　　　　　　　　　　　　膜の一部切除も行っている）

　図25の症例は腹痛と発熱で来院し，そのときの腹部X線撮影で義歯誤飲が分かった．よく
よく問診すると，数日前に食べた餅と一緒に誤飲したようであった．便と一緒に排出されるこ
とを期待したが，全く移動がみられなかった．症状は保存的治療で治まったが，今後さらに合
併症を引き起こす可能性もあるため開腹手術を施行した．開腹所見ではクラスプ部分が小腸を
貫通しており，小腸部分切除を行った．周囲の小腸相互の癒着も高度であった．高齢者では腹
痛などの訴えもはっきりせず，進行した腹膜炎であっても症状がごく軽度のこともあり，義歯
誤飲が腹膜炎まで併発させてしまった症例である（図26）．
　　　（本症例は医真会八尾総合病院　放射線科診療部長　本田伸之行先生のご好意による）

下顎総義歯を誤飲してしまった症例（図27-1, 2）。意識レベルが低く半覚醒状態のような寝たきり要介護高齢者では，総義歯の誤飲もしばしばみられる．圧倒的に下顎総義歯が多いが，咽頭部分を通過することはないので，呼吸困難になるなど命にかわる一大事となる．

　長期に歯科受診していない要介護高齢者では，義歯が不適合のまま使用している場合がある．写真の症例は上顎義歯が変形し，クラスプがずれたまま使用していた．義歯はゆるく容易に脱離しやすい状態で，誤飲等の危険がある（図28）。

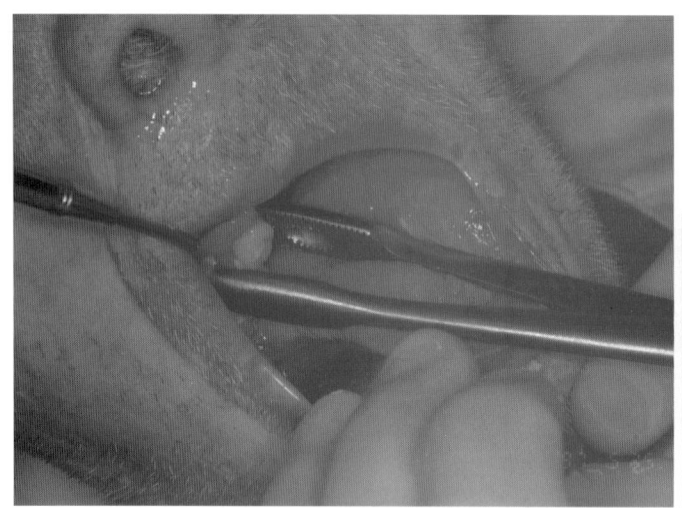

図 27-1　義歯を飲んだ状態

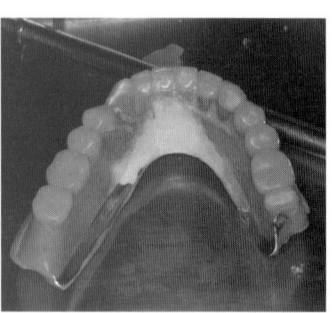

図 27-2　飲んだ入れ歯

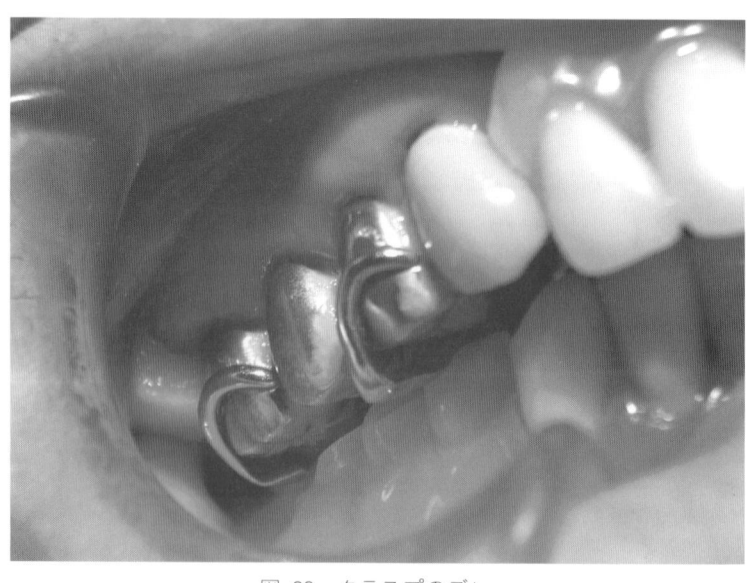

図 28　クラスプのズレ

不適合な義歯を義歯安定剤を使用して使っている要介護高齢者が多い（図 29）。歯科医師に受診してもらう機会がないばかりだけでなく，自らあきらめて安定剤を使用している例も多くみられる．安定剤の使用は清潔に保てないと粘膜疾患に罹患しやすく，さらに安定剤を長期に使用することによって義歯の不安定化がさらに亢進する（図 30）．

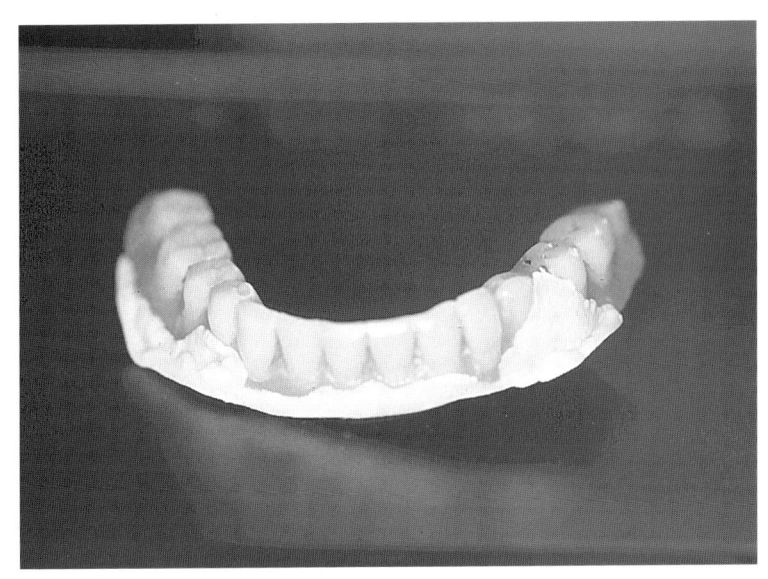

図 29　不適切な安定剤の使用

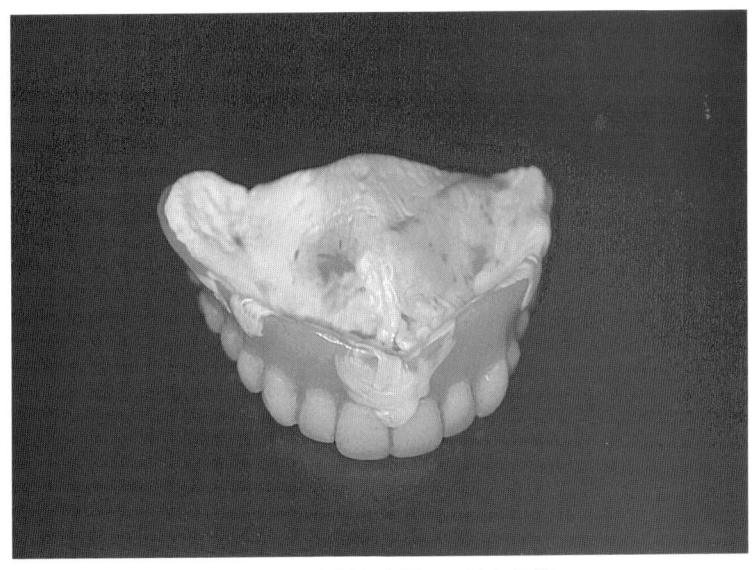

図 30　安定剤を多量につけた状態

5. 口腔粘膜疾患

　意識障害等があり，経口摂食をしていない要介護高齢者では特に口腔粘膜疾患に罹患しやすい．経管栄養中の人には，経口摂食をしている人より口腔ケアを頻回に行う必要がある（図37）．
　高齢になると唾液の分泌量は健常者でも低下するといわれている．さらに経口摂食をしていないと唾液の分泌量は減少するため，口腔乾燥症に罹患しやすくなる．口腔乾燥症では明らかに口腔粘膜の乾燥がみられ，唾液も粘調になる（図38）．

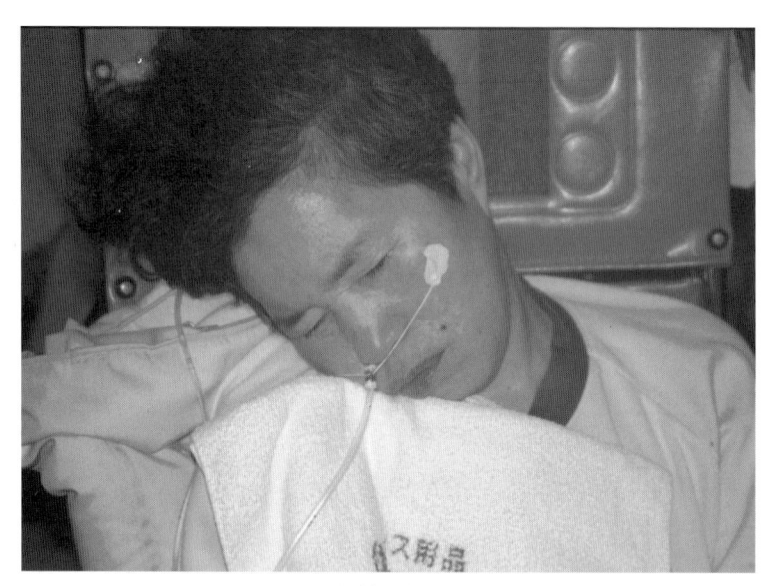

図 37　経管栄養中の患者

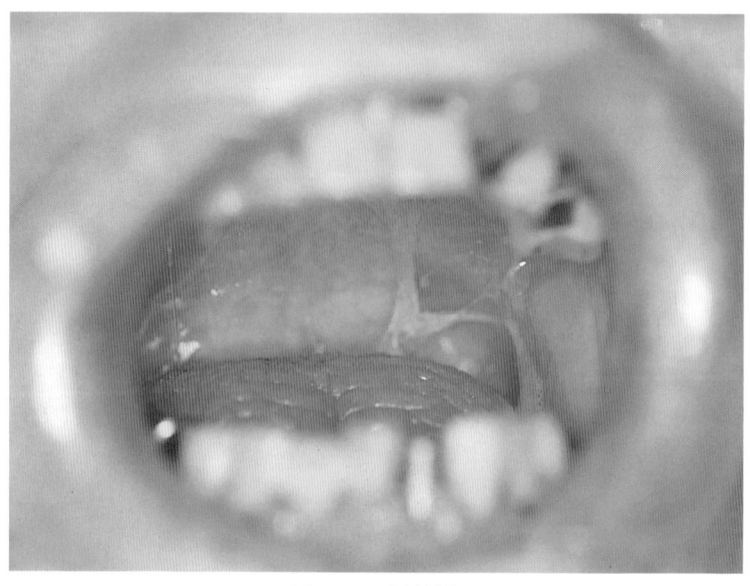

図 38　口腔乾燥

乾燥した粘膜と口腔の汚れが重なり，口腔粘膜の上に痂皮のような不潔な沈着物を形成する．強い力で剝がそうとすると出血したりするので，ぬるま湯などでふやかしてからピンセットなどで除去する（図39）．

口腔乾燥がさらに亢進すると，類天疱瘡様の粘膜上剝離が起こることがある．粘膜上皮が抵抗なく剝離し，出血と強烈な接触痛が発現する（図40）．

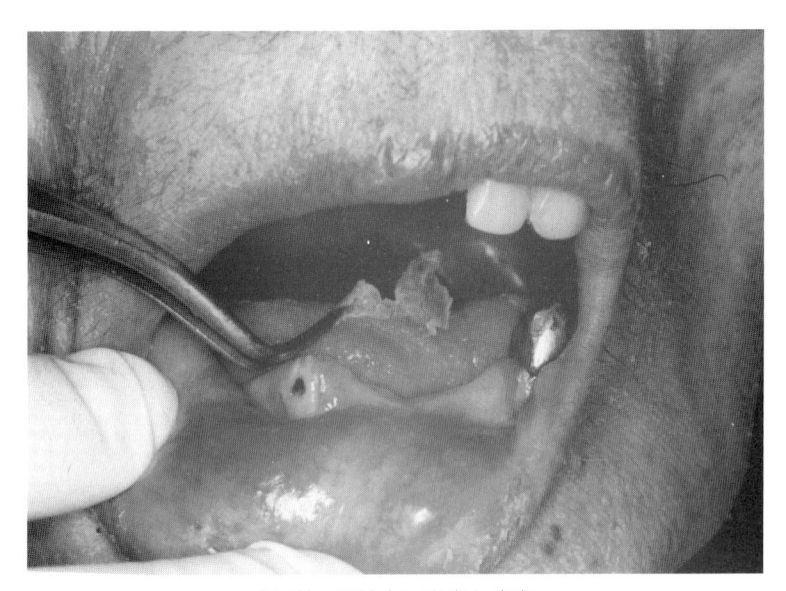

図 39　口腔内に出来た痂皮

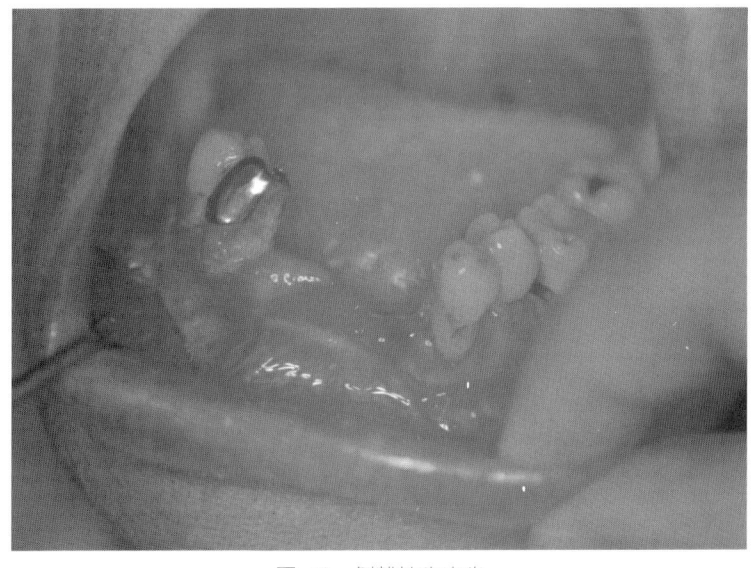

図 40　剝離性歯肉炎

口腔乾燥症では，舌の状態も変化する．図41は舌の溝が深くなる溝状舌を併発した症例．
　口腔乾燥と併発することが多いのが口腔カンジダ症である．口腔粘膜のいたるところに口腔カンジダ症は発生する．図42のように白苔を伴うものが代表的であるが，粘膜の発赤を伴う紅斑型とよばれる病態を呈するものもある．

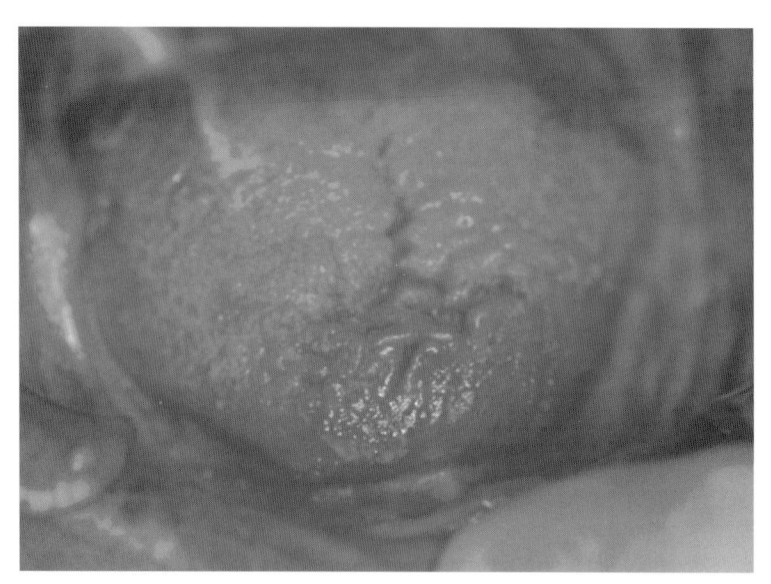

図41　溝状舌

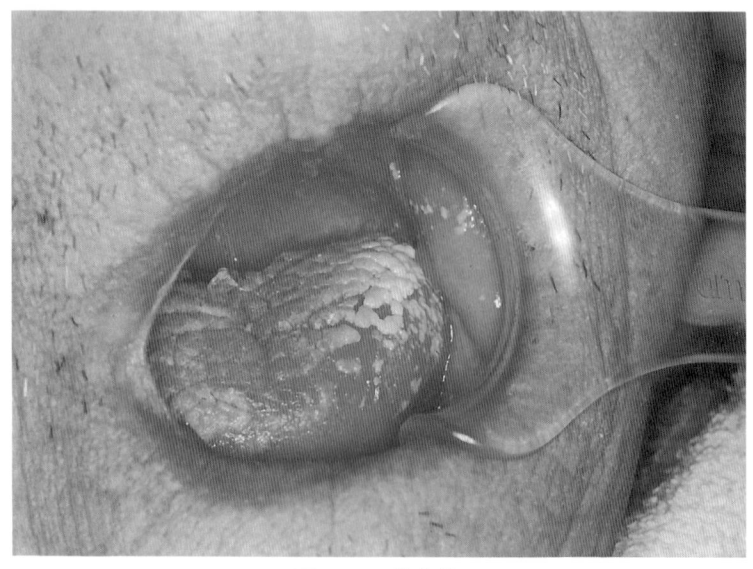

図42　口腔乾燥

口腔乾燥が原因で舌上に白色の舌苔が増えることもある．ただ口腔カンジダ症でなければそれほど気にしなくてもよいといわれる．注意しなければならない舌苔かどうか，しっかり見分けなくてはならない（図43，44）．

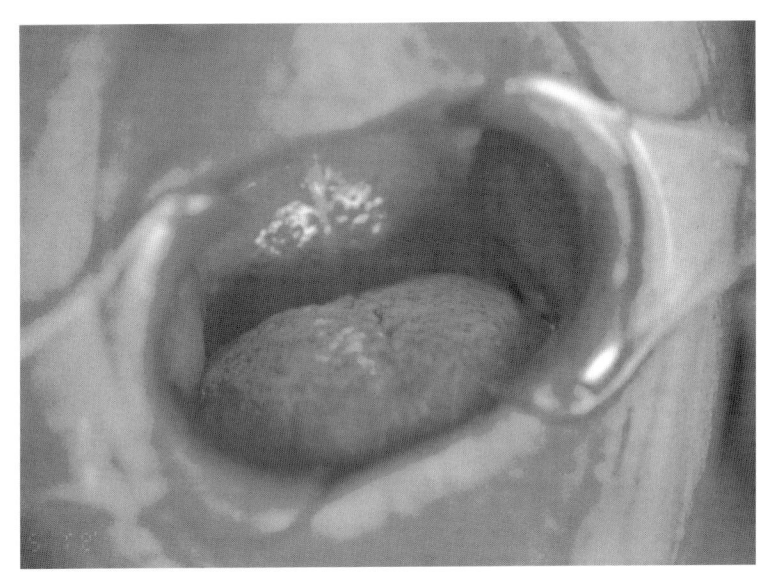

図43　舌苔

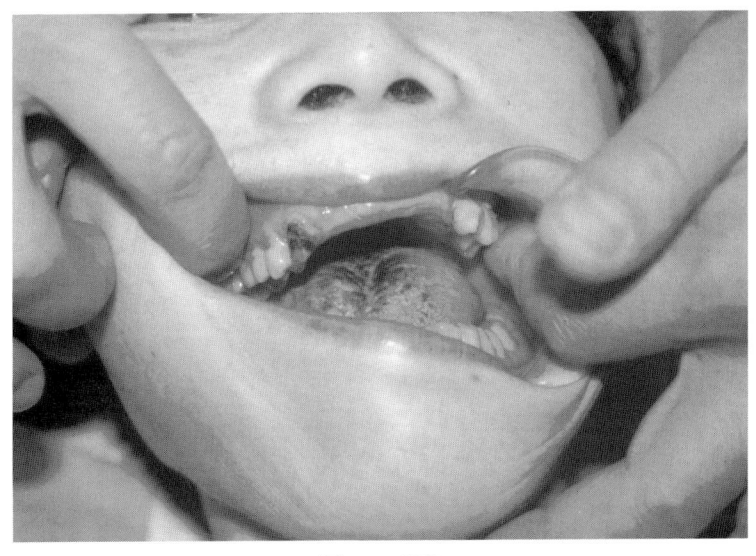

図44　舌苔

要介護高齢者では，義歯清掃の不良から義歯粘膜面に一致した口腔カンジダ症がみられることがある（図45）．この場合義歯の洗浄に歯洗浄剤を併用するよう指導する（図46）．

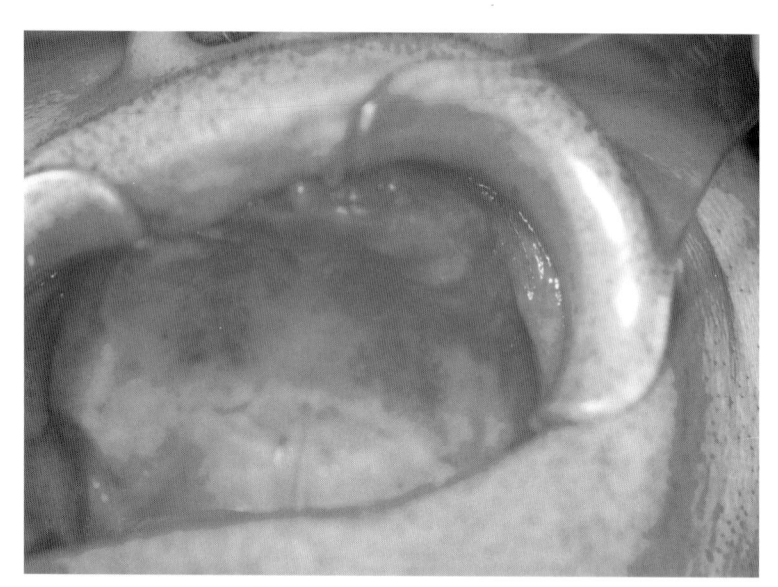

図 45　口腔粘膜カンジダ症

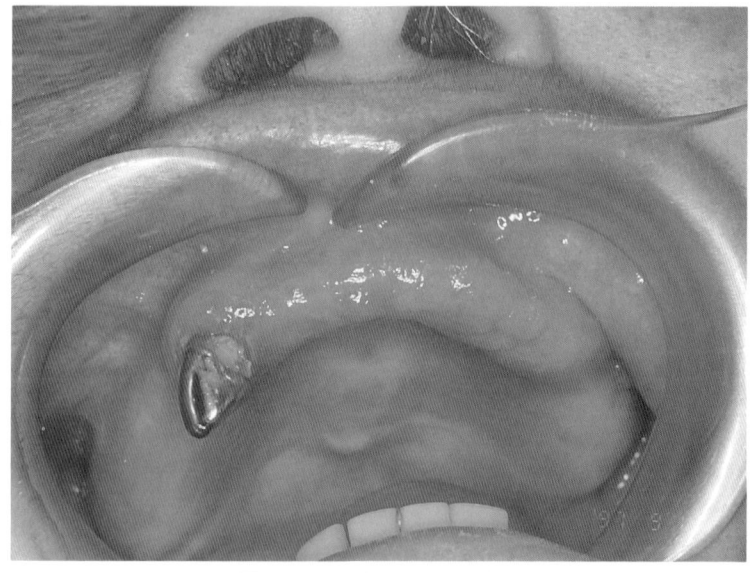

図 46　口腔粘膜カンジダ症

口腔カンジダ症のなかには，白苔や粘膜の発赤を起こすのではなく，粘膜の肥厚を示すもの（図47-1, 2）もある（肥厚型カンジダ症）．

要介護高齢者や終末期の患者では，免疫力の低下により口腔粘膜や舌に単純疱疹等の感染性口内炎を多発することがある．図48の患者は単純疱疹が発症した症例．

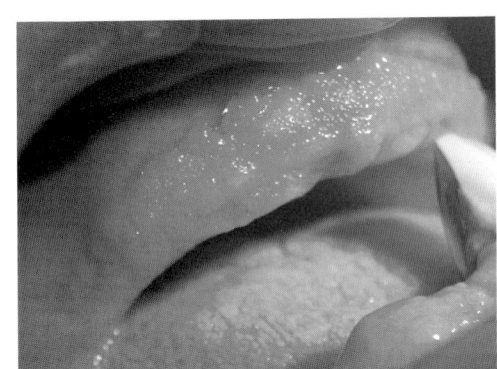

図 47-1 肥厚型カンジダ症　　　　図 47-2 拡大図

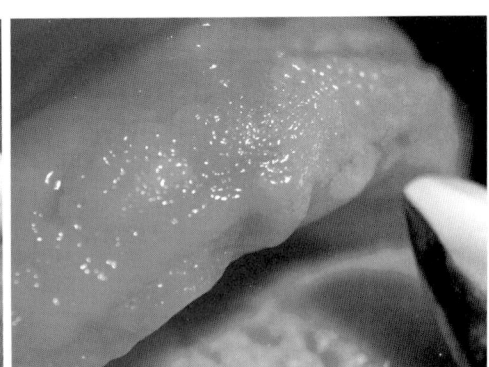

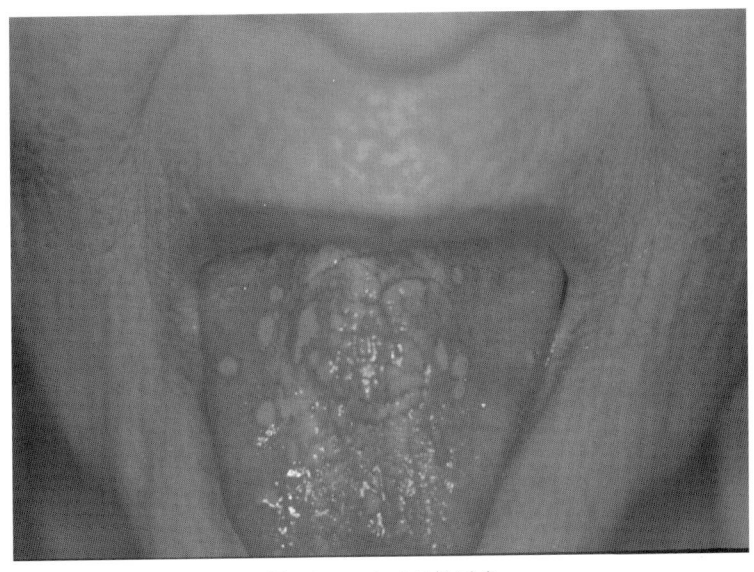

図 48 ヘルペス性舌炎

意識障害のある寝たきりの患者では，口唇や頬粘膜に咬傷を作ることも多い．歯牙の削合とあわせて粘膜面のケアを行う必要がある（図49）．
　歯牙の削合や粘膜ケアでは咬合が良くならない場合，バイトプレートの使用も検討する．咬傷を起こしている周囲歯牙に合うようにバイトプレートを作成し，誤飲防止の糸（または紐等）を通しておく（図50，51）．

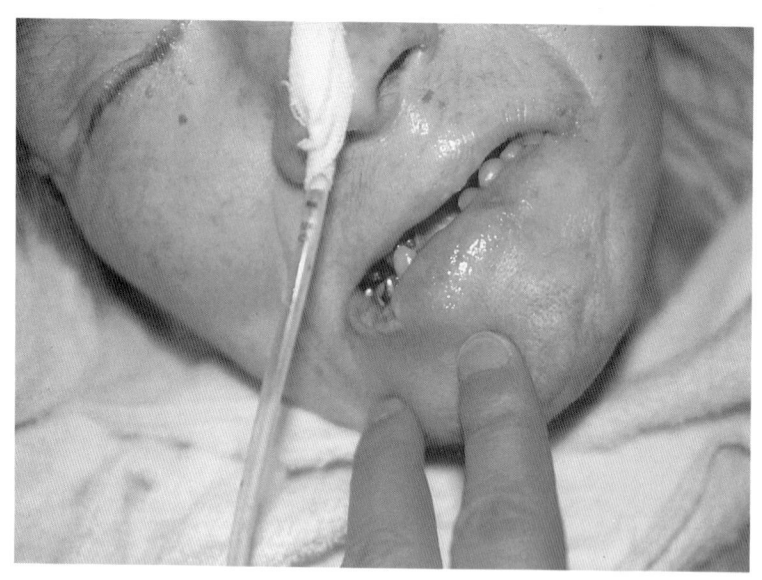

図 49　口唇の咬傷

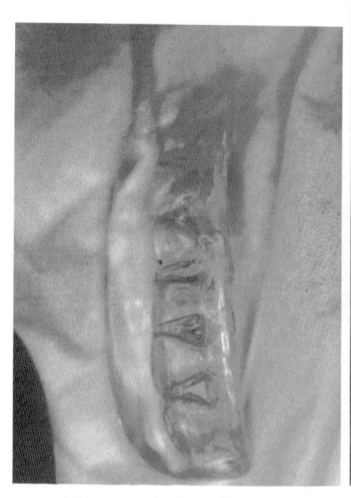

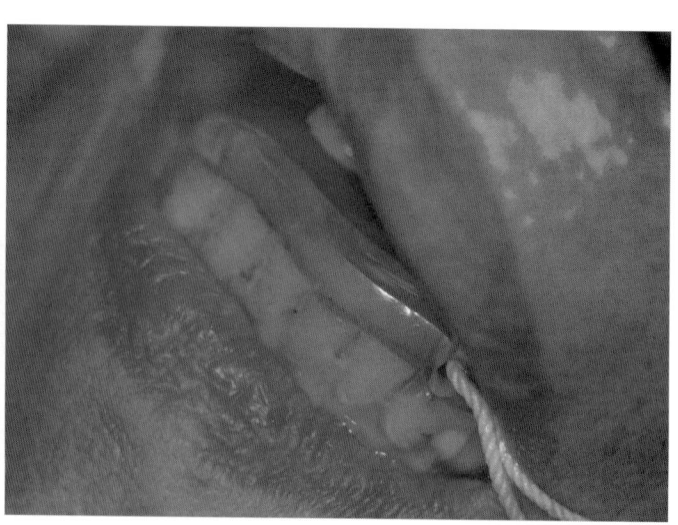

図 50　バイトプレート　　　図 51　バイトプレート使用例

臼歯部の咬合が失われさらに臼歯部の義歯装置が困難な症例で，前歯部の過蓋咬合が認められる場合もバイトプレートが有用である．図52の症例は臼歯部が失われ，上顎前歯が下顎前歯歯頸部を圧迫している．

日常の安静時にはバイプレートを装着するように指導する．食事の時には外して食事をしてもらう（図53-1，2）．

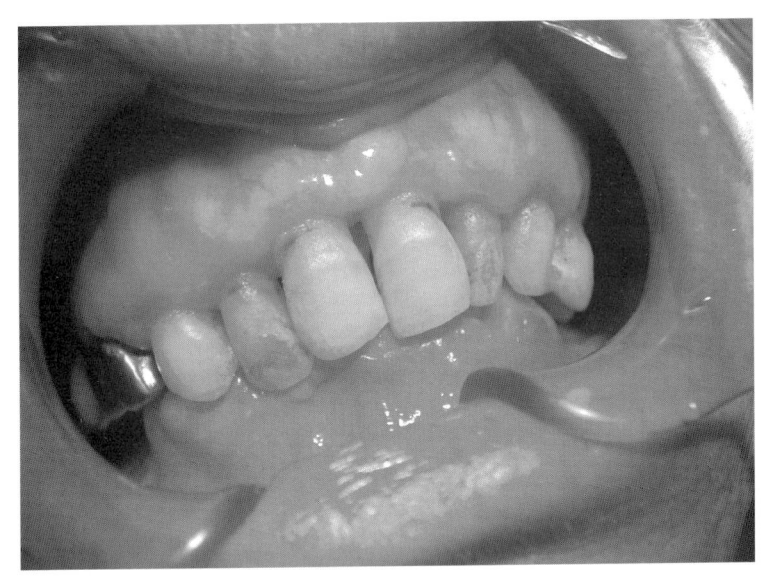

図 52 過蓋咬合（咬合時）

図 53-1 バイプレート

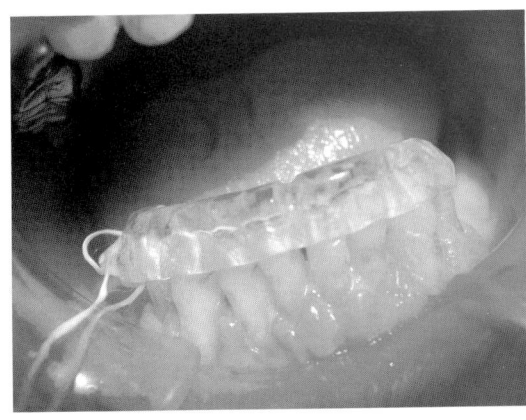

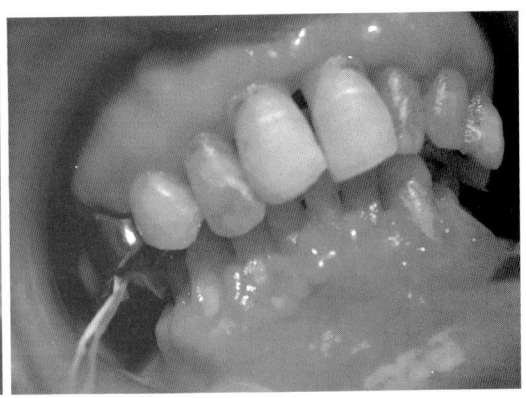

図 53-2 バイプレート

要介護高齢者では，頬粘膜に良性の線維腫などが発生することが多い．義歯性線維腫瘍である場合が多いが，原因不明のものも少なくない．小さな線維腫でも常に咬むことで線維腫が増大することが多く，早期の切除が必要となる（図54〜56）．

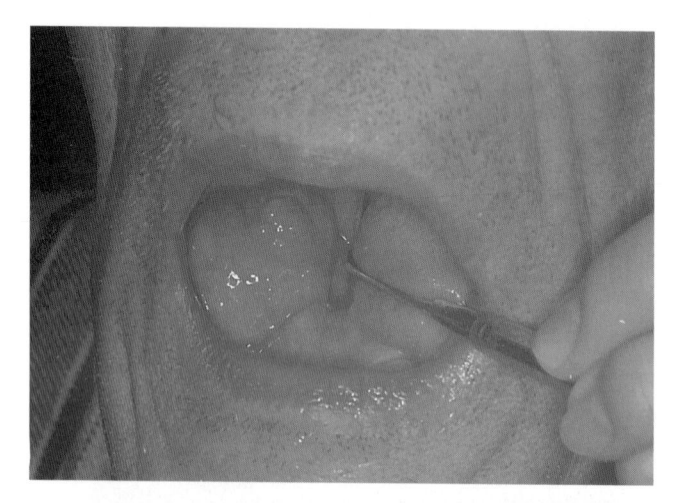

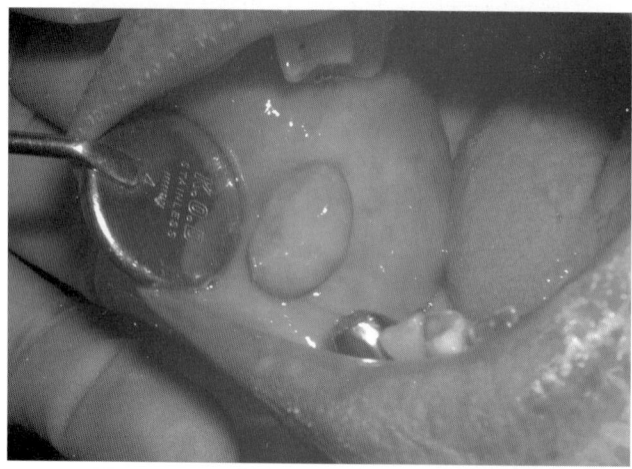

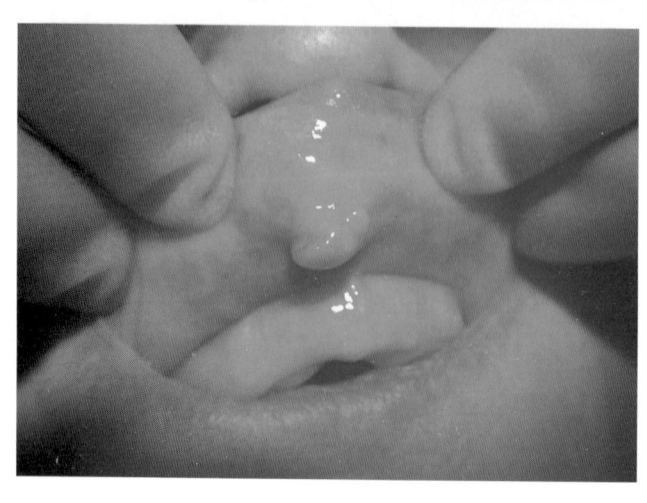

図 54 頬粘膜腫瘍

図 55 頬粘膜腫瘍2

図 56 上唇腫瘍

口腔癌も要介護高齢者ではみられることもある．口腔原発というものだけでなく，他臓器からの転移癌という場合もある（図57）．

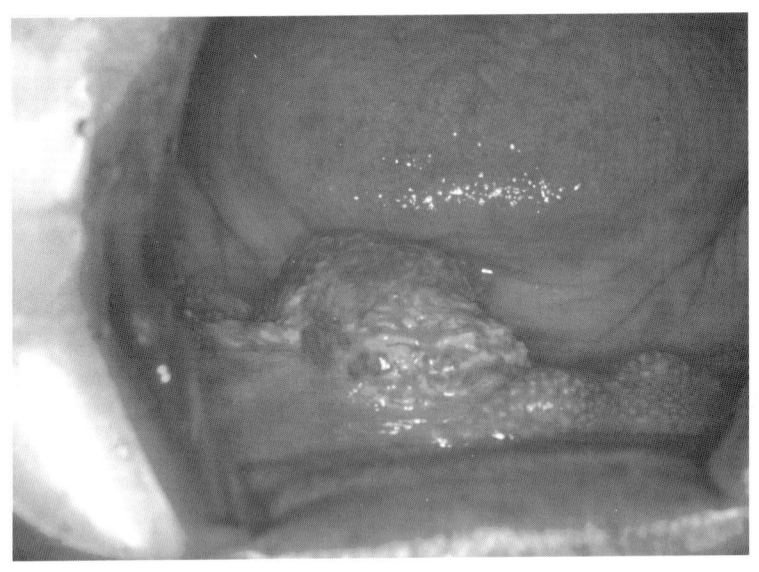

図 57　口腔癌

6. 問題行動（痴呆による）と外傷

徘徊，痴呆性疾患をもった要介護高齢者では徘徊がしばしばみられる．無理に抑制して徘徊をさせないようにすると，痴呆が進行してしまうといわれており近年では自由に徘徊させる施設も増えてきている．ただ，要介護高齢者は運動機能が低下しているので徘徊時に転倒することも多い（図58）．

徘徊時の転倒では手を出して防衛する動作が遅れがちになるため，口腔を強打するケースが目立つ．残存歯がある場合は，当然口唇や歯牙への外傷を及ぼすことになる．図59のケースは転倒時，上顎前歯部が口唇を突き破ってしまった．

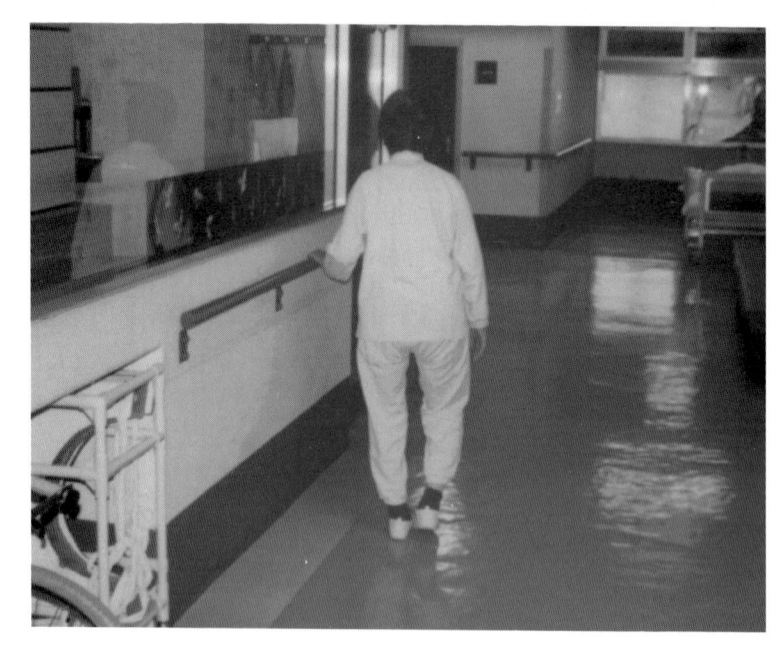

図 58 徘徊

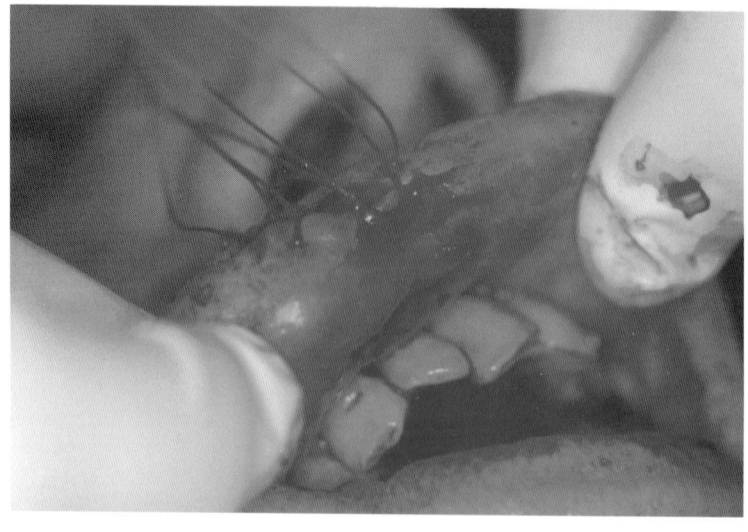

図 59 口唇裂傷

第3章　要介護高齢者に起こった事例　133

無歯顎の患者でも転倒時，口腔に外傷を受ける場合がある（図60）．
対合歯が欠損し，廷出してしまっている歯牙にも注意が必要である（図61）．

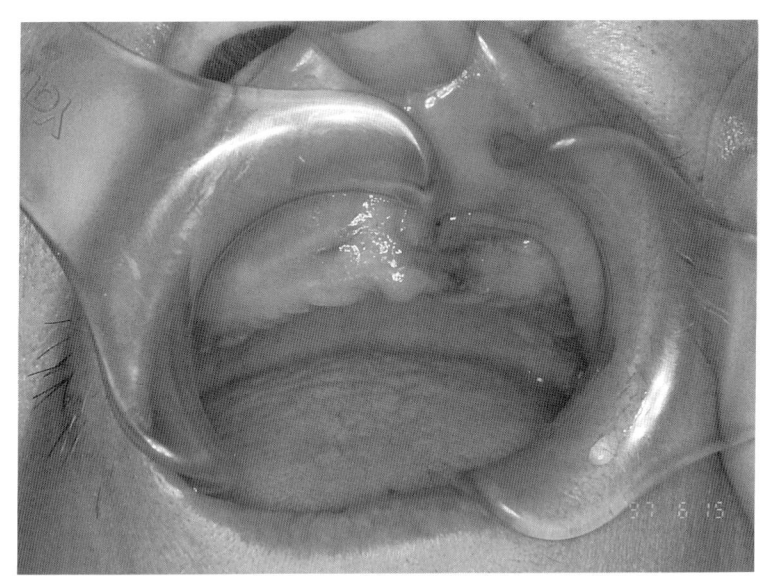

図 60　無歯顎外傷

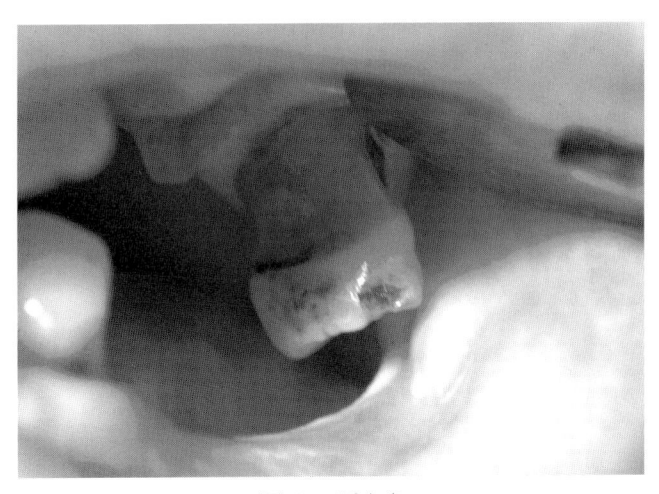

図 61　廷出歯

図62〜64の症例は，上顎の廷出歯が下顎歯槽堤に食い込んでしまい外傷性潰瘍を作ってしまった80歳台の痴呆性疾患患者．強度の痛みのため食事がとれずに全身衰弱が著しい状態になっていた．

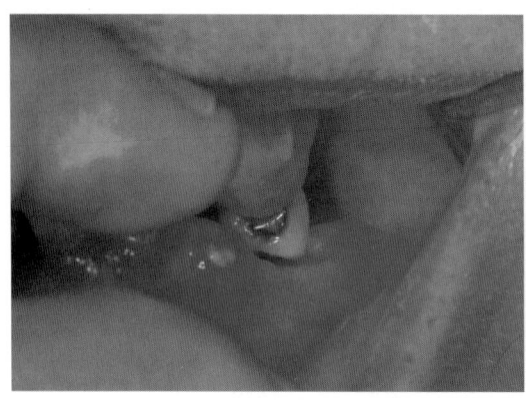

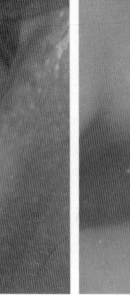

図62　歯が食い込んだ状態1

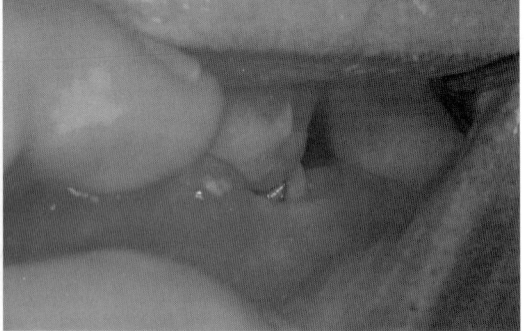

図63　歯が食い込んだ状態2

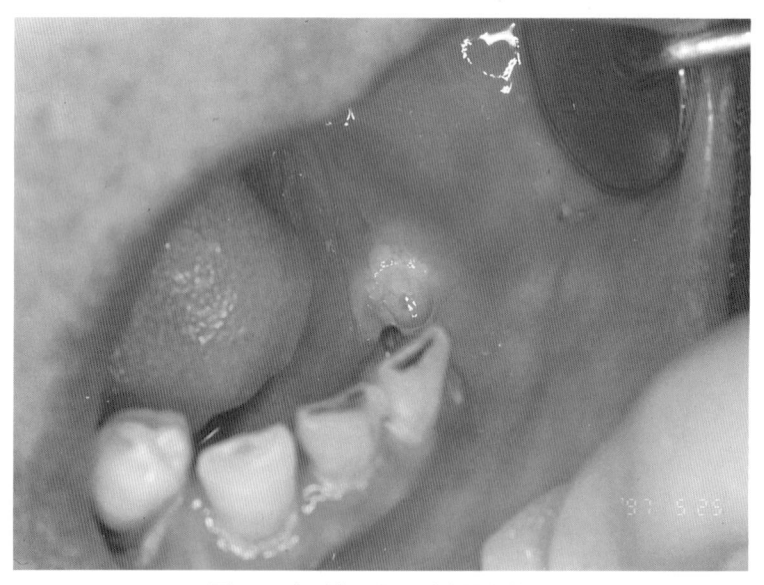

図64　歯が食い込んだ歯槽堤粘膜

常に何かを口に入れたり，身体や介護者を嚙んでしまうという問題行動を持つ要介護高齢者もいる．問題行動を防止するため，図65のような状態になるのは不幸なことである．

図66は義歯洗浄剤を飲んでしまう痴呆症患者．義歯洗浄剤など危険のあるものは手元に置かないように注意する必要があり，夜間の義歯管理などは介護者側で行うことがこういった患者では望ましい．

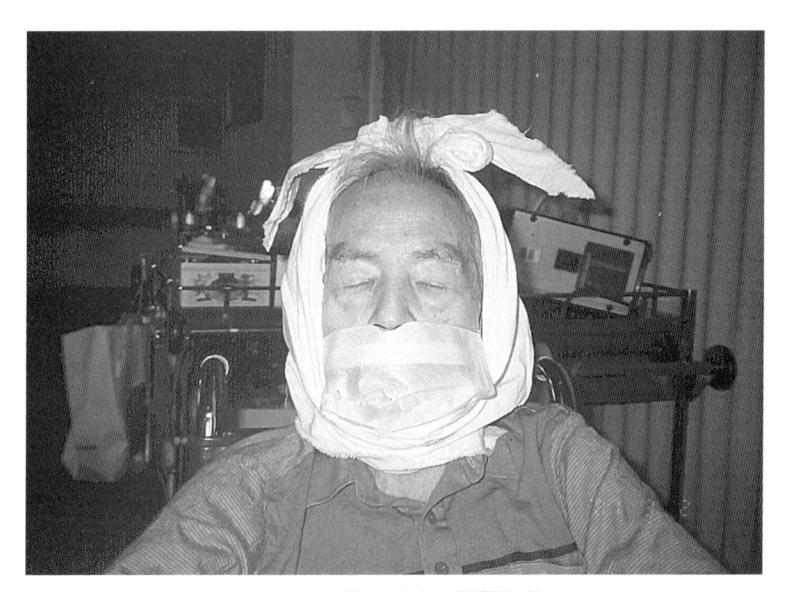

図65 口腔に関する問題行動

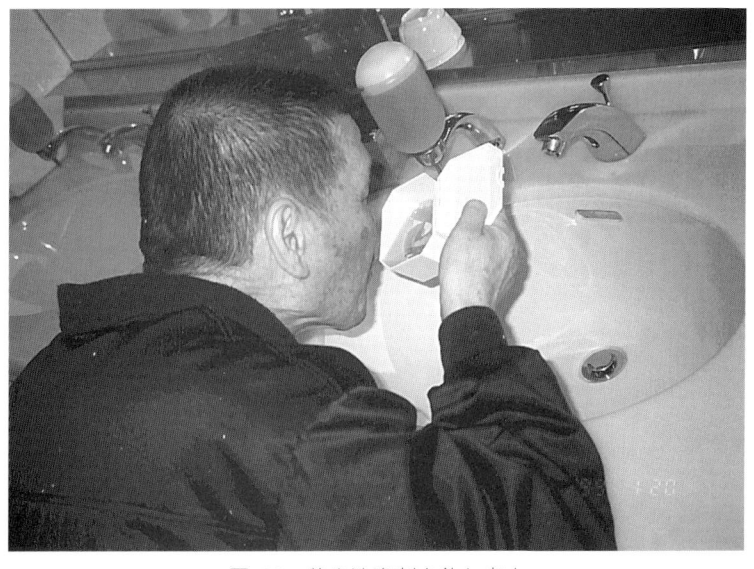

図66 義歯洗浄剤を飲む老人

オーラル・ディスキネジアが強い患者やパーキンソン病を持つ患者，さらには呼吸困難な患者では顎関節脱臼がみられることも多い．特に無歯顎患者では顎関節の脱臼に気付かず放置されてしまうケースもある．時間の経過とともに顎関節の整復が困難になる（図67，68）．

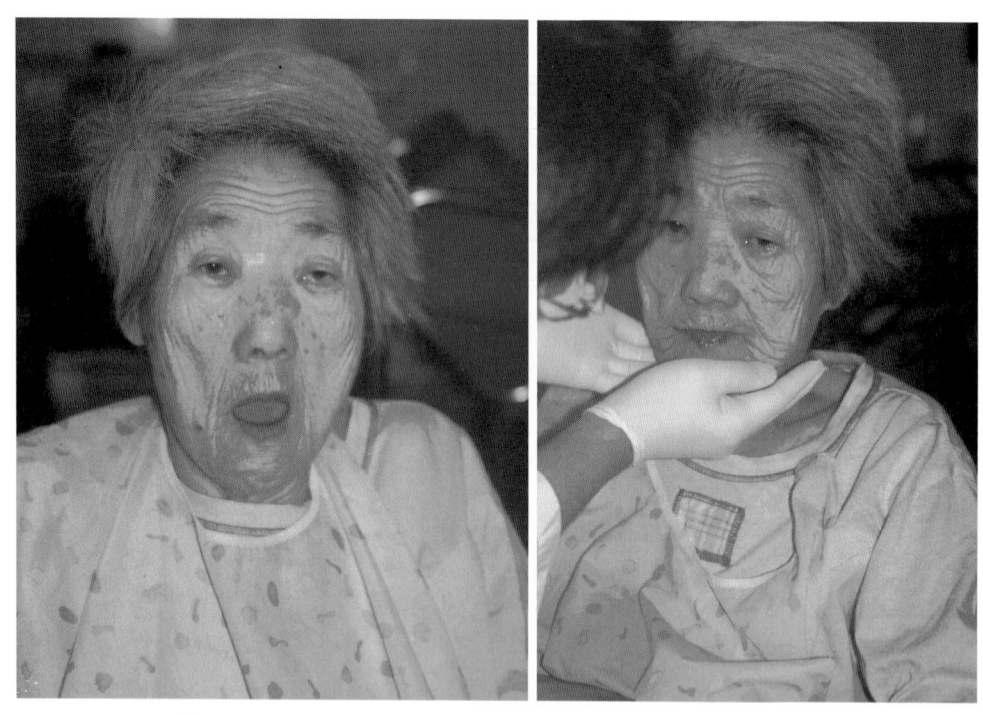

図67　顎関節脱臼

図68　脱臼（復旧）

7. 歯科衛生士の専門的口腔ケア

図69は歯科衛生士の専門的口腔ケアである．すべての要介護高齢者は定期的に歯科衛生士の専門的口腔ケアを受ける必要性がある．

近年では，在宅介護の現場でも歯科衛生士の専門的口腔ケアや指導は，その有効性が見直されてきている（図70）．

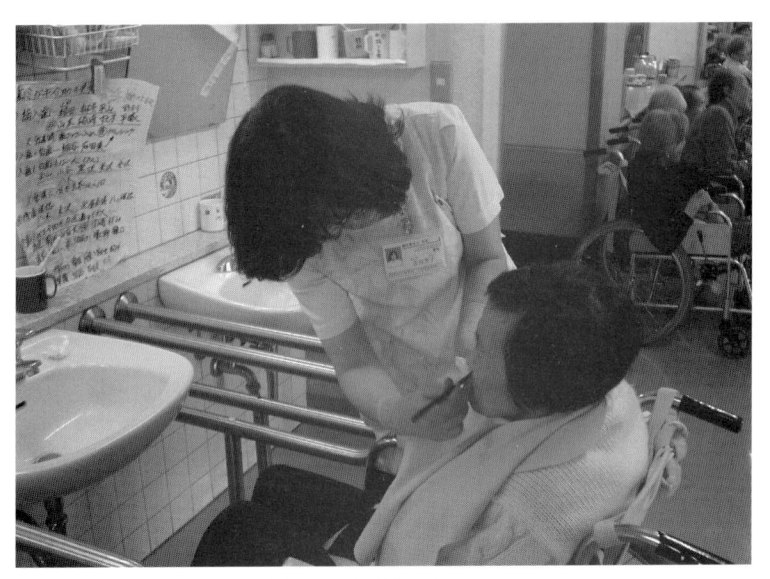

図 69　専門的口腔ケア

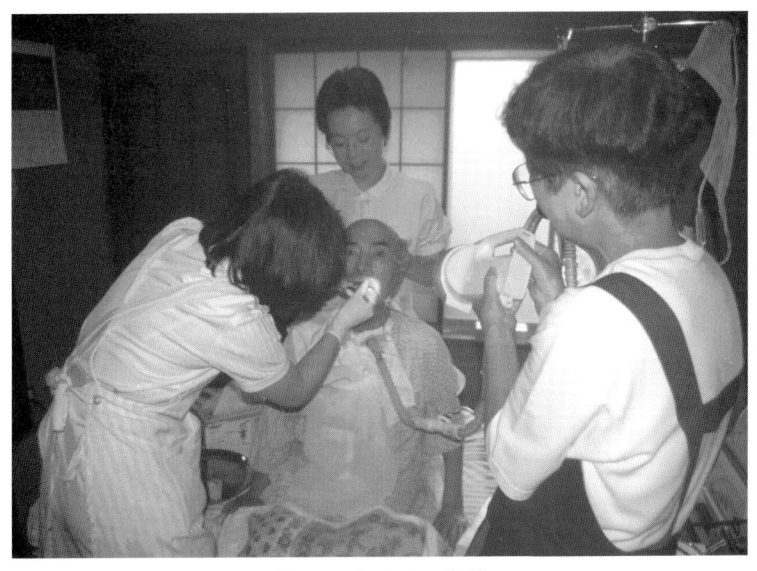

図 70　在宅での指導

歯科衛生士による施設での口腔ケア研修は積極的に行われるべきであり，最近ではこのような研修を取り入れる施設が増えてきている（図71）。

　抑制をしないと口腔ケアできない要介護高齢者や，難しい口腔ケアへの対応はまさに歯科衛生士による専門的ケアである（図72）。

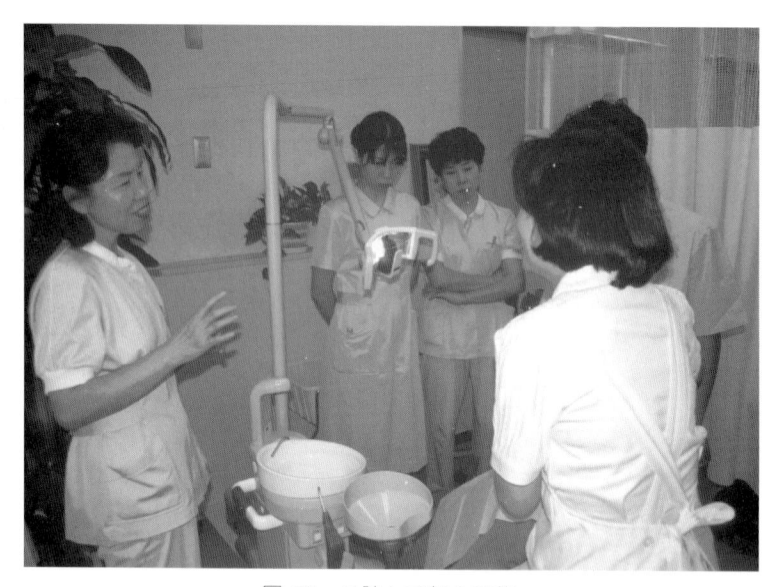

図71　口腔ケア新人研修

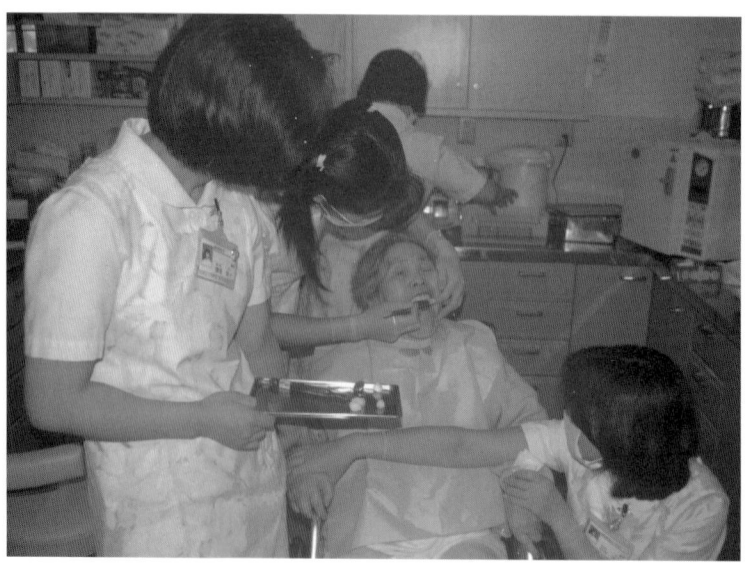

図72　抑制口腔ケア

第4章

口腔ケアの基礎知識

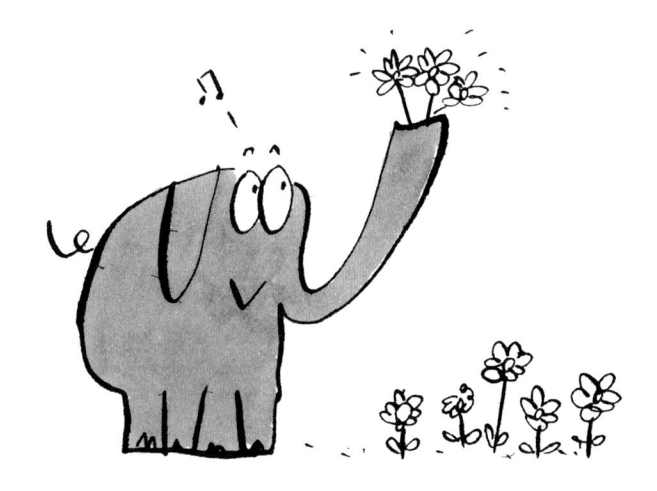

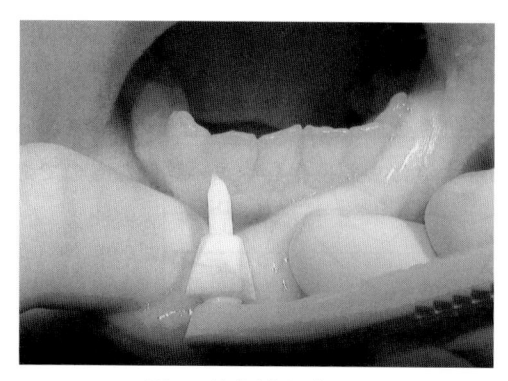

図6 清掃補助ブラシ
歯と歯ぐきの境目など細かいところを磨くのに最適.

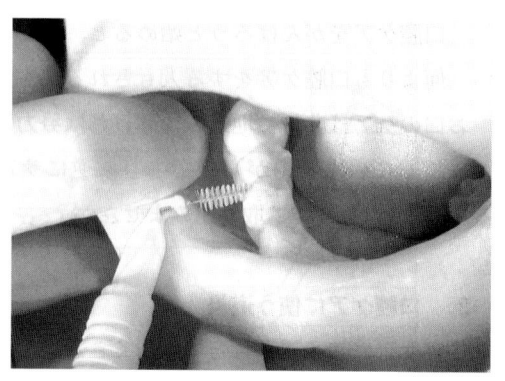

図7 歯間ブラシ
無理に大き目のものを入れないことが大切.

る場合に，歯ブラシを細かく動かして汚れを取ったり歯ぐきをマッサージしたりすることは難しくなってしまう．このような体の機能低下を補ってくれたり，また，より効率的に確実に口腔ケアができる道具として電動歯ブラシが注目をされているようである．

　一般で販売されているものは毛先が反転運動，上下運動，複合運動など複雑な動きをする多機能で高価なものから単純な運動方式の安価なものまである．口の状態や残されている体の機能の程度により一概にどれが良いとはいえないので，選定や使用法については歯科医師や歯科衛生士など専門家に相談すると良いだろう．

(3) 清掃補助ブラシ（図6）

　清掃補助ブラシは，普通の歯ブラシだと毛先が届きにくい奥歯の裏側や奥側，歯と歯の狭い境目や歯の根もとなどを確実に清掃するのに適したブラシである．また少数しか歯が残っていない場合や，残根（歯の根だけ残っている）を丁寧に磨く場合，孤立歯（前後に歯がなく1本だけ残っている歯）の場合は普通の歯ブラシで磨くよりも磨きやすいようだ．

　歯の表面は円を描くように磨き，歯の根もとは境目の汚れをかき出すように磨く．しかし，毛先がとがった形をしているため，力を入れすぎて歯ぐきに傷を付けてしまったり，汚れを奥に詰めてしまうこともあるので，歯科医師や歯科衛生士に指導を受けるとよいだろう．

(4) 歯間ブラシ（図7）

　歯間ブラシは，歯と歯の間を磨くための棒状の針金に毛がついている歯ブラシで，隙間の大きさに合わせて色々な太さのものがある．ホルダー付きのものは鉛筆を持つように持ち，歯ぐきを傷つけないように挿入し，両隣の歯に軽く押しつけるようにしながら往復運動をさせて清掃する．毛先が歯と歯の間から抜け出ない程度に小さく往復運動させるのがコツ．奥歯の部分に使用するときには，針金の根もと部分を曲げて使用する．

　気をつけなければならないのは，隙間より大きなもので力を入れてゴシゴシ清掃すると歯肉を傷つけてしまう．適正な大きさのものを，力を入れすぎずに，また力を歯の方向にかけるよ

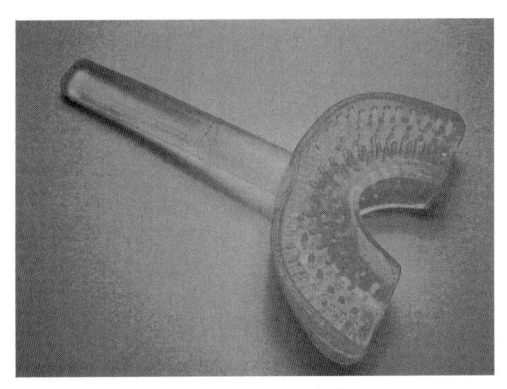

図 8 チューイングブラシ
　咬むことにより内側のゴムの突起で清掃効果を期待する．指示の全く入らないような高度痴呆の方に向いている．

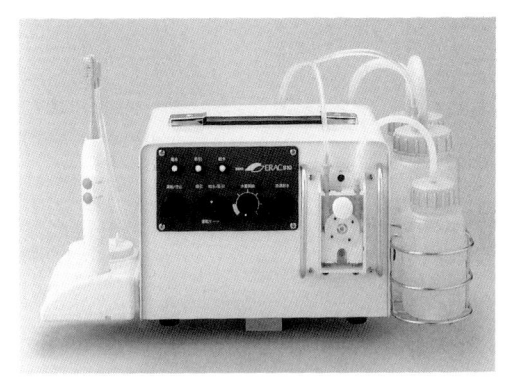

図 9 給水吸引機能付き歯ブラシ
　給水しながら，水を吸引してくれるので誤嚥のリスクのある方に最適．

うに使うことが大切．また，歯間ブラシは汚れがこびりつきやすいので，常に汚れを洗い落としながら使用することが大切である．

(5) 咬みながら使うゴム歯ブラシ（図8）

　この歯ブラシは，上下の歯列を覆うようなゴムのトレーの内側に小さなゴムの突起がたくさんついている歯ブラシで，口の中に入れて咬む運動をすることで清掃効果を期待するものである．痴呆が進んで指示が入らない方や歯ブラシを使用したりするのが無理な拒否の強い方は，口の中にゴム状の固まりを入れると自然と咬む運動をすることが多いようである．この歯ブラシは，この運動を利用して口腔清掃をする．大人用のものは取っ手がついていないので誤嚥の危険があるため，子ども用の取っ手付きのものを使用するとよいだろう．

　また，口腔清掃と同時に咬む動作が口の周りの筋肉を動かし，リハビリテーションの1つとして利用することもできる．

(6) 給水吸引機能付き歯ブラシ（図9）

　全介助者用の歯ブラシ（デント・エラック給吸ブラシ910，ライオン歯科材㈱製）として販売されている．電動歯ブラシの植毛部分に水の出る給水する穴と，口の中の水分や小さな食べかすや汚れなどを吸い込む吸引する穴があいている．従来だと，全介助者の口腔清掃は歯ブラシ，給水，吸引等を二人がかりで行っていたが，これらの動作をまとめて行うことができ，また吸引力が強いため誤嚥のリスクを最小限にして，一人で効率的に確実に口腔ケアを行うことができる．

　このため歯科はもちろん，病院や介護施設などで幅広く使用されていることからも，その信頼性はかなり高いものと思われる．全介助の方には是非使用したい口腔ケアシステムである．

((医)渓仁会 西円山病院 歯科　河合　計，伊藤美穂，藤本篤士)

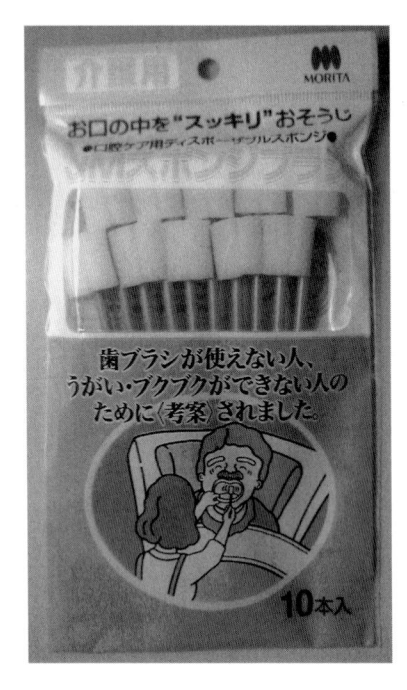

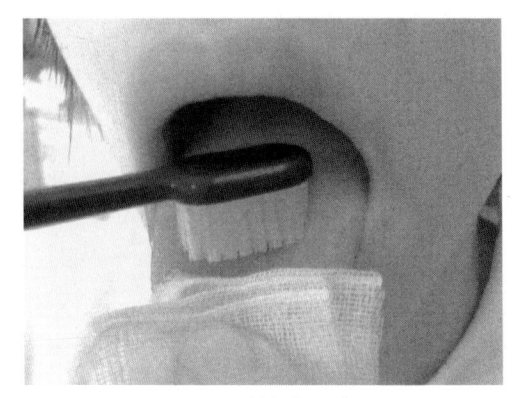

図 11 口腔粘膜用ブラシ
口腔粘膜用のブラシだが，舌の表面を清掃するのにとても効果的．

図 10 スポンジブラシ
歯ぐきとほっぺたの狭い間や，粘膜表面を清掃するのに適している．

2) 粘膜や舌の清掃
(1) スポンジブラシ（図10）
　歯がなくても粘膜や，歯ぐきとほっぺたの狭い隙間などで，細菌が繁殖したり，残渣が残りやすい場所は口の中にたくさんある．粘膜用のブラシだと狭い隙間などは清掃することが難しいが，スポンジブラシはこのような場所を清掃したり，粘膜の表面を刺激したりするのにとても使いやすくできている．
　高齢者の場合は唾液の分泌量が減少し，粘膜が非常に傷つきやすい状態の場合が多いので，必ずスポンジ部分に水をつけ，誤嚥防止のためしっかり絞ってから使用する．多くのスポンジブラシはギザギザがついているので，口の奥側からスポンジブラシに汚れをからませるように回転させながらゆっくりと手前に引き，汚れを拭い取る．汚れたスポンジ部分は，水で十分に洗い落としながらきれいになるまで何度もくり返す．特に上のいちばん奥の歯ぐきとほっぺたの間は，大きく口を開けさせると筋肉が張ってしまい奥までスポンジが入らないので，軽く開口させて清掃するのがコツである．
(2) 口腔粘膜用ブラシ（図11）
　口腔粘膜用ブラシは，歯ぐきや歯の根が残っている部分，舌などを清掃するブラシである．特に舌の表面は小さな凹凸があるので汚れやすく，細菌が繁殖しやすい環境になっている．デ

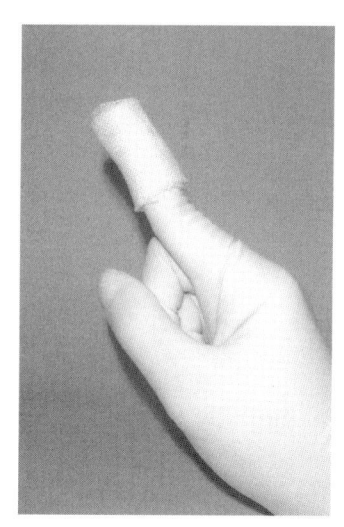

図 12 ガーゼ
指に巻いたら，必ず湿らせてから使用すること．

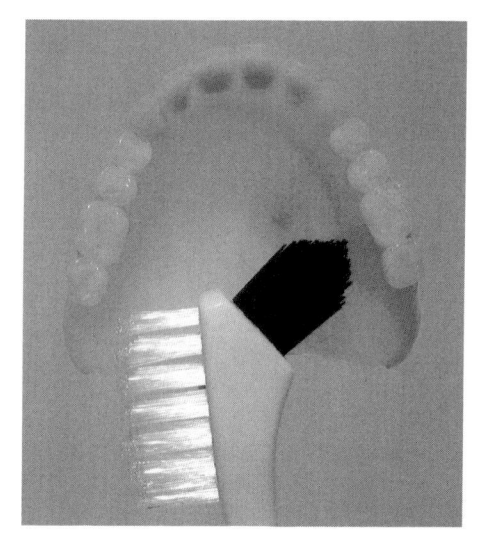

図 13 義歯ブラシ
平らな広い面を磨く毛と，金属や細かい部分を磨く毛が2種類ついている．

ント・エラック510 S（ライオン歯科材(株)製）等の毛の柔らかさや植毛部分の大きさなどが粘膜用に配慮されたブラシを用いて，丁寧に表面を清掃してあげてほしい．ただし，熱心に清掃をやりすぎると粘膜は弱い組織であるので傷をつくるおそれがある．表面を一度にきれいにするのではなく，1日に2回くらい短時間の清掃を毎日続けるようにすれば，舌の白変部分などは1週間もあればきれいなピンク色になってくる．また，歯の根が残っている部分の粘膜は腫れたり痛みや出血が起きやすくなっているので，力の加減が大切である．

(3) ガーゼや綿花（図12）

ガーゼは人指し指に3 cmくらいの幅に切って巻き付けて，水で軽く湿らせて使う．スポンジブラシの使い方と同様に奥から手前に引くようにして汚れを拭き取る．デンタルガーゼなどは切っても糸くずが出ないので糸くずが口の中に残らない．

綿花は3～4 cmくらいの幅に長く切ったものを，割り箸の先にクルクルと巻き付けて砲弾のような形にして使う．使い方はガーゼやスポンジブラシと同じ．割り箸の先の角が出ないように十分に綿花で覆うことや，口唇に傷を付けないように割り箸の角のささくれをきちんと取るなどの注意が必要である．

3) 義歯の清掃

(1) 義歯ブラシ（図13）

義歯は硬いプラスチックや金属でできており，普通の歯ブラシでゴシゴシ磨くとすぐに毛先がダメになってしまう．義歯ブラシは毛の硬さや植毛状態が工夫されており，効率的にしっか

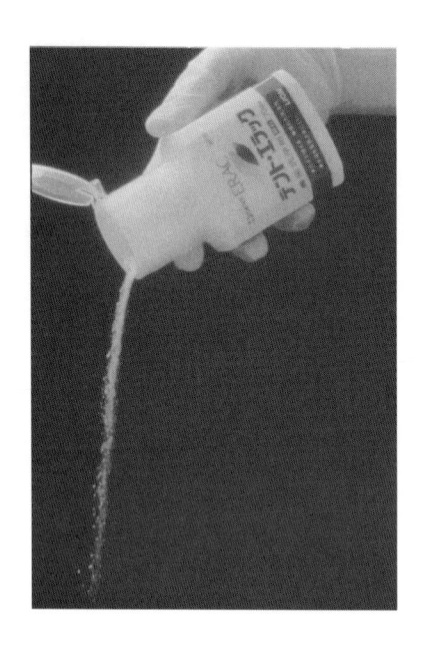

図 14 高齢者に配慮した義歯洗浄剤
　ワンタッチでフタが開き,傾けると1回分の薬剤が出る.高齢者に配慮した製品.

りと清掃できるように作られているようである.図13のようなタイプのものでは,平らな毛の部分で広い面を磨き,尖った硬い毛の部分で金属や狭いところを磨くとよい.

また,片麻痺の方が片手で義歯を磨けるように吸盤で流しに固定することのできるものや,手に力が入らない方でも使えるように指にはめ込むタイプのものなど色々なものが市販されている.

いずれにせよ大切なことは,せっかくきれいになった義歯を汚い口の中に入れても意味がないので,義歯も口も両方きれいにするということである.

(2) 義歯洗浄剤(図14)

義歯洗浄剤の多くのものは,水やぬるま湯に薬剤を入れて作った溶液の中に義歯を一定時間浸して使用する.機械的な清掃では除去が難しい汚れや臭い,ぬめりなどを除去する効果があるものや,義歯に使用している金属表面の変質を防止したり,細菌の繁殖を防止する効果があるもの,除菌作用が強いものなど,製品によりいろいろな効果がある.

また,使用時には「4個錠剤の包装を1/4に切って1個錠剤の包装にして,さらにその包装を破いて錠剤を取り出して水に入れて…」と,巧緻性の低下した高齢者にはたいへん細かい作業が多いので,ワンタッチで1回分の薬剤が出るようにつくられた製品もある.今後さまざまな分野でこのような配慮のある製品が望まれるだろう.

痴呆の方などは,発砲性の錠剤をソーダ菓子と間違えて食べてしまうようなケースがあるので保管には注意が必要である.万一,飲み込んだときには牛乳か水を飲ませ,絶対に吐き出させずに医師の診察を受けてほしい.

((医)渓仁会　西円山病院　歯科　伊藤育子,益山美樹,藤本篤士)

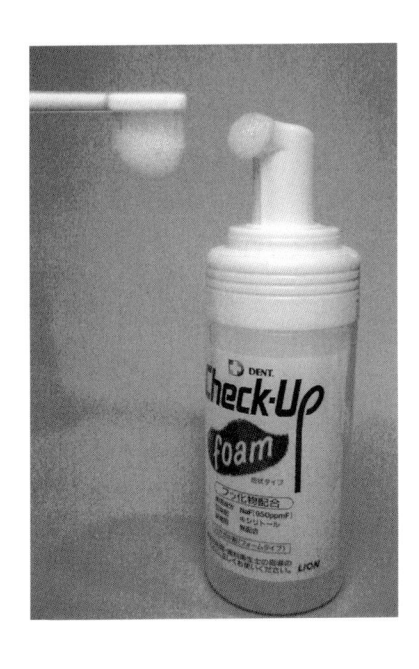

図 15 歯みがき剤
フォーム（泡）状の歯磨き剤なので1回の使用量が少なくて済み，また，垂れないのでとても使いやすくできている．

4) 歯磨き粉や補助用品
(1) 歯磨き粉（図15）

歯垢除去の基本は歯ブラシで丁寧に取ることだから，歯磨き粉を積極的に使用する必要はあまりないのかもしれない．特に介助で口腔清掃をするときに使用する場合などは，大量に使用すると泡で口がいっぱいになってしまい，どこが汚れているのか全く見えなくなってしまうので注意が必要．なんといっても歯磨き粉を使うと口の中がとても爽快な感覚になってしまうから，磨けていないのにきれいになったと誤解してしまうかもしれない．「磨いている」と「磨けている」の違いは常に頭の中に入れておいてほしい．

歯磨き粉はペースト状や液状のものなど色々な製品が販売されているが，最近，フォーム（泡）状になったものも市販されるようになった．使用してみると，フッ素が配合された少量の溶液がフォーム状になっているので，使用する絶対量が少なくて済み，また垂れずらいのでとても使用感がよい．

(2) 洗口液（図16）

洗口液はあくまで口腔清掃の補助用品として用い，歯ブラシを基本として口腔清掃を行いたいものだが，うがいができない方や誤嚥しやすい方，歯磨きができない方などの口腔清拭を行うのに用いるとよいと思う．スポンジブラシやガーゼなどに薄めた洗口液を浸し，液垂れがしない程度にしぼって使用する．

かなり刺激が強い製品が多いようだが，最近は刺激の少ないノンアルコールタイプの洗口液も増えてきている．高齢者は唾液分泌量が低下し口の中が乾燥しやすくなっていることも多いので，刺激の少ない，味の好みが合ったものを選択して使用しよう．

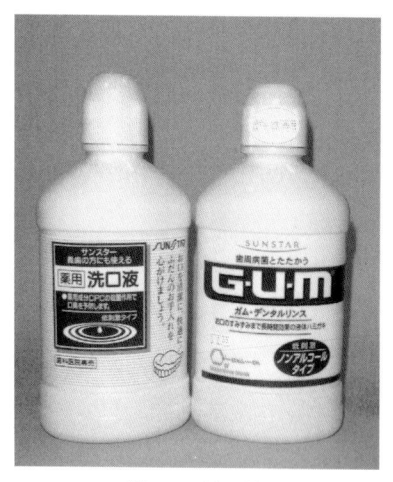

図 16 洗口液
辛い感じの刺激が強いものが多かったが，最近は刺激の少ないノンアルコールタイプも出てきた．

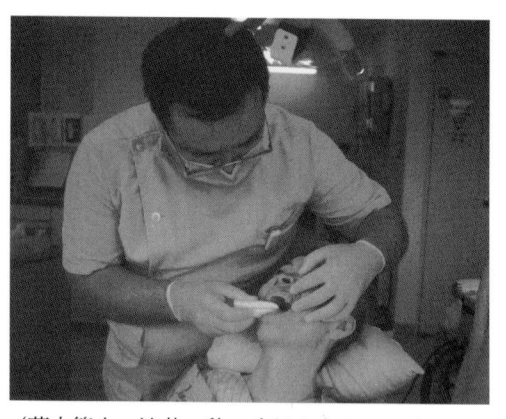

(藤本篤士，澁井　稔：痴呆を有する口腔ケア，日本歯科評論：697〜715，2000．)

図 17 開口チューブ
シリコンでできているただのチューブだが，粘膜面やもろい歯などにも使えるすぐれものの開口器．

(3) 開口器（図17）

金属製の開口器だと粘膜部に力がかかると傷が付いたり，弱くなっている歯に力がかかれば歯を折る危険があったり，指示の入らない力の強い人だと咬み締めて開口器を折ってしまう（！）こともある．シリコンチューブでできている開口器だと，これらの危険をかなり軽減しながら開口状態を保持することができる．またゴムでできている小さなバイトブロックという開口器は口の中に完全に入れてしまうので，誤嚥防止のために糸などを結びつけておくことが大切．

注意することは，本人の意思に関係なく開口状態が続くので，あまり長時間開口状態にしたままにしないことが大切で，3分程度使用したらはずして口や顎を休ませてあげてほしい．

((医)渓仁会　西円山病院　歯科　澁井　稔，阿部光希子，藤本篤士)

引用文献

1) 鈴木俊夫，青柳公夫，ほか編，藤本篤士，ほか著：介護保険と口腔ケアプラン，医歯薬出版，東京，1999．
2) 藤本篤士：口腔ケアと摂食援助　第2回　肩肘張らず，あきらめず，おはよう 21, 9(11)：78〜81，1999．

執筆者一覧

編著者　阪口　英夫　（(医)尚寿会大生信愛病院歯科口腔外科科長）
　　　　　足立三枝子　（府中市役所福祉部健康課健康づくり課・日本歯科衛生士会
　　　　　　　　　　　　常務理事）
　　　　　鈴木　俊夫　（鈴木歯科医院院長・日本口腔ケア研究会会長）

執筆者　阿部光希子　（(医)渓仁会西円山病院歯科）
　　　　　伊藤　育子　（(医)渓仁会西円山病院歯科）
　　　　　糸田　昌隆　（わかくさ竜間リハビリテーション病院歯科）
　　　　　河合　　計　（(医)渓仁会西円山病院歯科）
　　　　　菊池より子　（宮守村歯科診療所歯科衛生士）
　　　　　迫田　綾子　（日本赤十字広島看護大学）
　　　　　澁井　　稔　（(医)渓仁会西円山病院歯科）
　　　　　関根　義朗　（(医)尚寿会大生信愛病院歯科口腔外科）
　　　　　冨樫さつ子　（「真森苑」生活相談係長）
　　　　　中川　律子　（神奈川県歯科衛生士会）
　　　　　晴山婦美子　（(財)いわてリハビリテーションセンター歯科歯科衛生士）
　　　　　藤本　篤士　（(医)渓仁会西円山病院歯科診療部長）
　　　　　益山　美樹　（(医)渓仁会西円山病院歯科）
　　　　　山下　　薫　（長生園在宅介護支援センター社会福祉士）
　　　　　山田　恭造　（彦根中央病院副院長）
　　　　　横井　豊子　（彦根市福祉保健部健康管理課）

　　　　　　　　　　　　　　　　　　　　　　　　　　　　（五十音順）

多職種のための口腔ケア―期待される介護―

2001年10月15日 第1版・第1刷発行

編集 阪口英夫／足立三枝子
　　　鈴木俊夫

発行　財団法人口腔保健協会

〒170-0003　東京都豊島区駒込 1-43-9
振替 00130-6-9297　Tel. 03-3947-8301(代)
　　　　　　　　　　Fax. 03-3947-8073
　　　http://www.kokuhoken.or.jp/

丁・落丁の際はお取り替えいたします。　　印刷／明石印刷・製本／愛千製本
© Hideo Sakaguchi, et al. 2001. Printed in Japan〔検印廃止〕
ISBN 4-89605-173-4　C 3047

本書の内容を無断で複写・複製・転載すると，著作権・
出版権の侵害となることがありますのでご注意下さい。